SENTIR LA ANATOMÍA

Respira y siente a través de Mindfulness y la Conciencia corporal

Colette Martí Balland

ISBN: 978-1-967167-32-6

Asesoramiento y Metodología sobre la creación del Libro:
Lioc Editorial

Hay algo que quiero compartir contigo...

Haz clic en el enlace o utiliza tu móvil para acceder a través del QR:

https://esc.anea.me/cmb_bienvenida

Puedes descargar el Audiolibro leído por el autor, en la última página.

Totalmente gratis

A mis dos hijas, Maya y Kira

A todas la personas que desean cuidarse

AGRADECIMIENTOS

Agradezco ante todo a mis padres. A mi madre, por permitirme y animarme a conectar con mi cuerpo y su sabiduría. A despertar mi conciencia. A mi padre, por la alegría de vivir el presente. Gracias a los dos por transmitirme el amor y respeto por la vida, la naturaleza, los animales y las personas.

Valoro profundamente a mis "mentoras": Françoise (mi madre), Nuria Vives Parés que ha sido fundamental en mi camino como profesional e incluso en mi desarrollo como persona y Blandine Calais-Germain. Quiero añadir unas palabras dedicadas a Blandine pues ayer llegué de su funeral y todavía lo estoy asimilando. Ha sido una persona muy humana, excepcional, inteligente, humilde, sensible y muy respetuosa. Admiraba y amaba la naturaleza en general y la anatomía humana en particular. Seguirá siendo para mí, una inspiración a nivel profesional y personal.

Quiero expresar mi gratitud a Ute Strub, Krista Sattler, Lee Klinger y Enric Bruguera por acoger mi sensibilidad a través de Sensory Awarness; Igualmente, mi reconocimiento a mis profesoras y profesores de la universidad y a todos los formadores y formadoras de los cursos en los que he participado, por difundir su saber. A Joan Ramón Cordero por recordarme la importancia de las fascias y su generosidad para compartir sus conocimientos. Un sincero reconocimiento a los profesionales con quien he trabajado, siempre aprendemos unos de otros. De igual modo, quiero dar las gracias a todas las personas que he tratado y han confiado en mi trabajo, a las personas que me han dado su testimonio aunque no he podido incluirlos todos.

Quiero mencionar especialmente a Joana, amiga incondicional, quien me dio el último "empujón" para empezar a escribir este libro, confiar en mí y valorar mi trabajo. Estoy en deuda por su apoyo a lo largo del proceso, por sus comentarios en la lectura previa y por la aportación como testimonio.

Agradezco de verdad a la Dra. Conxa Avinyó Farrret por acceder a realizar el prólogo y poner su voz en el prólogo del audiolibro. También a Alfred por aceptar grabar en el audiolibro el fragmento sobre la autora.

Este libro no sería el mismo sin LIOC Editorial, valoro realmente su acompañamiento en todo el proceso, con tanta profesionalidad, cercanía y confianza. Gracias por dar forma a mis palabras y hacer posible que este mensaje llegue a más personas.

Finalmente, tengo que decir que estoy muy agradecida a la vida por tener dos hijas preciosas, con un gran corazón, que me apoyan en todo momento.

ÍNDICE

PRÓLOGO

Colette nos invita a cuidar nuestro cuerpo como se merece, sin esperar a que reclame atención, que no tenga queja del trato que le damos. En otras palabras, nos alerta de la importancia de la conciencia corporal en nuestro día a día, con cada movimiento, en el trabajo, en el ocio y en el descanso.

En este libro, la autora explica cómo conseguir que cuerpo y mente interactúen en beneficio de ambos. Para empezar, propone que tomemos conciencia de la respiración, ese acto automático e imprescindible para la vida que realizamos sin pensar. Algo tan sencillo como aprender a sentir la entrada del aire en nuestros pulmones y, seguidamente, exhalar con conciencia, puede facilitar la corrección de la postura y el control de nuestras emociones. Es imposible, pensará alguno, pero doy fe de que quien piensa así no conoce a Colette.

Más que una sesión de fisioterapia, individual o grupal, Colette imparte clases: transfiere información con cada movilización, traspasa a cada persona sus conocimientos anatómicos y fisiológicos del cuerpo humano. Comunica con un lenguaje apropiado, comprensible, respetuoso, sin imposiciones, hasta conseguir que entrenemos la alineación de nuestro cuerpo desde la conciencia. Cada uno se lleva las indicaciones adecuadas a su problema, ya sea trastorno postural, sobrecarga articular, contractura muscular o tensión emocional.

Soy médica jubilada, he dedicado toda mi vida profesional a Rehabilitación y Medicina Física, mi especialidad, y he comprobado los beneficios del buen hacer de Colette. Incorporar la conciencia corporal a las sesiones de fisioterapia es un valor añadido, mejora la alineación vertebral, aumenta la expansión torácica y minimiza las tensiones musculares innecesarias. Estos efectos beneficiosos son tan subjetivos en la persona tratada como objetivables a la exploración clínica. Un deseo fantasioso sería clonarla, disponer de más profesionales como ella para que todos los pacientes adquiriesen conciencia de los recursos del cuerpo y de las señales que nos da. Esto es inviable, pero la divulgación de conocimientos que ofrece este manual es un buen comienzo, una semilla que ayudará a incorporar la conciencia corporal en los programas de formación de los diversos grados sanitarios.

Dra. Avinyó Farret
Jefa del Servicio de Rehabilitación del Hospital
de Palamós durante 36 años

Capítulo 1

LA CONCIENCIA CORPORAL

"El cuerpo dice lo que las palabras no pueden".

Martha Graham

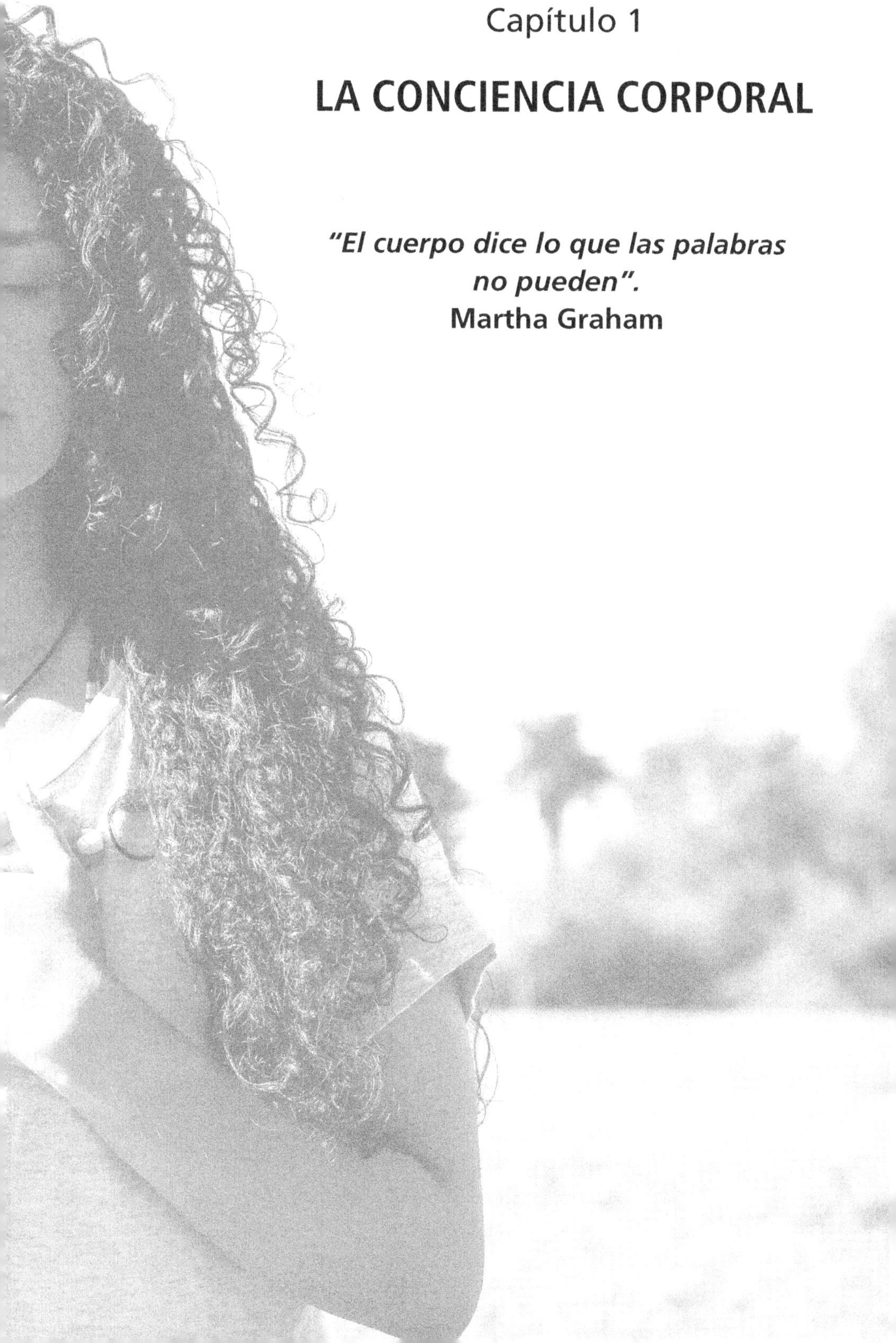

El cuerpo "habla". "Susurra" en cada respiración, "grita" con el dolor, se comunica en cada sensación. Nos acompaña desde el primer aliento hasta el último suspiro, registrando cada emoción, cada pensamiento, cada experiencia. Pero ¿cuántas veces lo escuchamos realmente? ¿Cuántas veces nos detenemos a sentirlo, a habitarlo con plena conciencia y a darle lo que necesita?

La conciencia corporal (CC) es una llave que abre la puerta a un nivel de conexión más profundo con nosotros mismos. Es más que percibir que mueves una mano o que estás respirando. Es sentir el espacio que se crea entre tus vértebras cuando inhalas, cómo los músculos se activan o se relajan con el movimiento o cómo te relacionas con tu propio cuerpo y con tu entorno.

Todos nacemos con esa conexión innata con nuestro cuerpo. Un bebé no necesita "pensar" para saber que tiene hambre, para estirar los brazos cuando quiere afecto o para llorar cuando algo no va bien. Vive plenamente en su cuerpo, lo habita sin esfuerzo. Pero con el tiempo, nos podemos desconectar. Nos educan para priorizar la mente, para vivir en un constante diálogo interno, para racionalizarlo todo. Y el cuerpo, que sigue ahí, esperando ser "escuchado", se convierte en un "ruido" de fondo.

La CC nos devuelve a ese estado original de conexión, pero con un nivel de percepción mucho más profundo. No es un concepto filosófico ni una técnica exclusiva para mentes iluminadas. Al contrario, es algo accesible para cualquiera que decida volver a su cuerpo y escuchar lo que este tiene que "decir".

El cuerpo siempre está "hablando". La pregunta es: ¿estás listo para "escucharlo"?

¿Es posible sentir el cuerpo con tanta precisión? Muchas personas creen que este nivel de percepción es imposible. En un mundo donde la mente nunca descansa, detenerse a sentir cada respiración o cada pequeño ajuste postural parece una tarea inalcanzable. Pero la verdad es que el cuerpo ya está enviando señales todo el tiempo. El problema es que no hemos aprendido a interpretarlas.

El punto de partida es la respiración. Respiramos sin darnos cuenta, en piloto automático, porque es un proceso que la naturaleza ha diseñado para mantenernos vivos. Pero cuando llevamos la atención a la respiración y la hacemos consciente, algo cambia. Notamos cómo el aire entra y sale, cómo el diafragma se mueve, cómo se expanden los pulmones. Con práctica, incluso podemos sentir cómo cada inhalación genera más espacio en la columna vertebral, cómo cada exhalación puede liberar tensiones ocultas en el cuerpo.

Este nivel de percepción no es un talento especial solo al alcance de unos pocos. Es una habilidad que se desarrolla, como un músculo que se fortalece con el entrenamiento. Cuanto más practicas, más afinas la capacidad de sentirte desde dentro.

Un claro ejemplo de esto es lo que sucede al cerrar los ojos. La vista es un sentido muy dominante. Es tan poderosa que a menudo nos impide notar lo que sucede en el resto del cuerpo. Vivimos atrapados en la información visual, en el mundo externo, sin darnos cuenta de que gran parte de nuestra verdadera experiencia ocurre dentro de nosotros.

Cerrar los ojos cambia por completo esta dinámica. Al hacerlo, la percepción interna se agudiza. De repente, el cuerpo se hace presente. La respiración se siente con más claridad. Si hay tensiones musculares, se vuelven evidentes. La postura, que antes pasaba desapercibida, se revela con precisión.

Cuando la atención se dirige hacia el cuerpo sin distracciones, se puede descubrir una realidad que quizás hasta ahora pasaba inadvertida. No se trata solo de notar la postura o la respiración, sino de acceder a un nivel de conciencia que nos permite sentir el flujo de energía en el cuerpo, detectar si hay patrones de tensión que quizás han estado ahí durante años o tal vez, descifrar emociones escondidas.

EL PUENTE HACIA EL EQUILIBRIO INTERIOR

La CC puede ser un acceso directo a un estado de mayor bienestar corporal, claridad mental, equilibrio emocional y expansión de la conciencia.

El cuerpo y la mente están en una comunicación constante. Cuando una emoción se activa, el cuerpo responde. El estrés genera tensión en los músculos, acelera la respiración y altera la frecuencia cardiaca... La alegría expande el pecho, suaviza la expresión del rostro y libera dopamina y serotonina... Con esto quiero decir que cada pensamiento y cada emoción dejan una huella en el cuerpo.

Esta comunicación es bidireccional. **Así como las emociones y los pensamientos afectan al cuerpo, el cuerpo**

también puede influir en la mente y la emoción. Ajustar la postura, liberar tensiones o respirar de manera consciente cambia la forma en que te sientes físicamente, pero también modifica tu estado mental y emocional.

Las personas que han integrado la CC en su vida diaria experimentan cambios profundos: más calma, menos ansiedad, una sensación de mayor vitalidad y conexión consigo mismas. La ciencia ya ha demostrado que cuando somos más conscientes de nuestro cuerpo, el cerebro responde generando un estado de mayor estabilidad y bienestar.

Este camino está abierto para todos. No requiere condiciones previas ni habilidades especiales. Solo disposición. Predisposición a "escuchar". A sentir. **A habitar tu cuerpo con la misma presencia con la que deseas vivir tu vida.**

Desde el primer aliento, el cuerpo nos "habla". No hay un solo instante en la vida en el que no esté enviando señales, ajustando su equilibrio, regulando sus funciones y manteniéndonos en constante comunicación con el entorno. Todos nacemos con CC; se trata de aprender a cultivarla. A medida que crecemos, el ruido del mundo exterior nos aleja de esa conexión interna. Nos educan para pensar, para resolver, para analizar, pero no tanto para sentir.

MÁS ALLÁ DE LA DEFINICIÓN

Pero ¿de qué hablo exactamente cuando menciono la CC? Esta se define como la capacidad del cerebro para percibir, interpretar y ser conscientes de las sensaciones, posiciones y movimientos del cuerpo en el espacio. Es lo que nos permite interactuar con el mundo y con nosotros mismos de manera equilibrada. Sin embargo, esta definición técnica es solo el principio.

Para comprenderla verdaderamente, hay que verla como un **sistema integrado**. Tradicionalmente, la ciencia ha estudiado cada parte del cuerpo por separado: el sistema muscular, el sistema nervioso, el sistema hormonal. Pero en realidad, conforman un todo. **Como un gran equipo.**

La CC atiende al sistema nervioso, también al sistema hormonal, al visceral, al sistema musculoesquelético, cardiovascular y emocional. Lo que sentimos en el cuerpo afecta la producción de hormonas, el funcionamiento de los órganos, la digestión y hasta el sistema inmunológico. Todo es parte de un mismo flujo de comunicación entre mente y cuerpo. **Así, la conexión del cuerpo va más allá de una cuestión física: también es emocional, energética y profundamente vinculada con nuestra identidad.**

Para visualizar esta interconexión, me gusta pensar en el cuerpo como una orquesta sinfónica. Cada sistema es un instrumento: el sistema nervioso, el sistema musculoesquelético, el hormonal, el visceral, el cardiovascular y el sistema inmunológico. Todos trabajan juntos, respondiendo a cada estímulo, ajustándose en cada momento para crear una melodía armoniosa.

En esta sinfonía, el cerebro sería el director de orquesta, organizando y coordinando cada parte. La médula espinal sería la batuta, la vía de comunicación que transmite la información a cada rincón del cuerpo. Y el sistema nervioso periférico es quien interpreta las señales, enviando órdenes y recibiendo respuestas en tiempo real; en nuestro caso, los músicos con sus instrumentos.

Dentro del sistema nervioso periférico, existen dos vías principales:

1. **Sistema nervioso autónomo o involuntario:** regula funciones involuntarias como la respiración, la digestión y la frecuencia cardíaca. Se encarga del control visceral y hormonal, gestionando procesos automáticos. Se divide a su vez, en dos sistemas que se van ajustando según nuestras necesidades:

    - **Sistema nervioso simpático**: prepara para la acción. Activa el organismo en situaciones de alerta o estrés.

    - **Sistema nervioso parasimpático**: favorece la relajación y la recuperación de la calma.

2. **Sistema nervioso somático o voluntario**: permite el movimiento voluntario, la percepción del espacio y la respuesta consciente a estímulos externos. Controla las funciones motoras y sensoriales, como caminar, correr y comer.

SISTEMA NERVIOSO

ENCÉFALO (cerebro, cerebelo y tronco encefálico) MÉDULA ESPINAL	**SISTEMA NERVIOSO CENTRAL** (SNC)
Visceral y hormonal: *Sistema nervioso simpático (activa) *Parasimpático (calma) MOTOR Y SENSORIAL	**SISTEMA NERVIOSO PERIFÉRICO** (SNP)

Cuando entendemos esta sinfonía interna, nos damos cuenta de que podemos tener más control sobre nuestra experiencia de lo que parece. No somos víctimas del estrés ni de las emociones desbordadas. **Podemos influir en la manera en que nuestro cuerpo responde a los estímulos, entrenándonos para vivir desde un estado de mayor equilibrio y bienestar.**

EL CAMINO DE REGRESO AL CUERPO

Como te decía al principio, el cuerpo nunca deja de comunicarnos lo que necesita. Nos alerta cuando el cansancio se instala, cuando el estrés nos pesa en los hombros o cuando las emociones se convierten en nudos en el estómago. Por lo general, desde pequeños nos entrenan para movernos rápido, para reaccionar, para adaptarnos al ritmo del mundo. En ese proceso, podemos perder la conexión esencial con el lenguaje del cuerpo. Entonces pasamos a vivir en la mente, en el ruido de los pensamientos, mientras el cuerpo queda relegado a un segundo plano, funcionando en automático, acumulando tensiones, almacenando memorias, esperando ser atendido.

He visto una y otra vez cómo este "despertar" transforma vidas. Personas que han vivido años atrapadas en el estrés descubren que la simple atención a la respiración puede devolverles la calma. Así de sencillo, aunque a veces no sea fácil. Cuerpos rígidos y doloridos encuentran alivio cuando empiezan a moverse con conciencia. Mentes ansiosas aprenden a regularse cuando el cuerpo les muestra el camino de vuelta al equilibrio.

Desarrollar la CC es mucho más que aprender a relajarse. Es entrenar la capacidad de sentir con precisión, de percibir los mensajes del cuerpo antes de que se conviertan en enfermedad o bloqueo. Es aprender a moverse desde un lugar de mayor inteligencia, con menos esfuerzo y más fluidez. Es descubrir que cada sensación tiene un significado, que cada tensión es una historia esperando ser liberada.

Estudios con grandes meditadores y yoguis han evidenciado que entrenar la percepción del cuerpo activa nuevas conexiones neuronales, fortalece las áreas cerebrales que regulan las emociones, reduce el estrés y fomenta patrones de bienestar. **En esencia, es una reconfiguración completa de la manera en que experimentamos la vida.**

CUANDO EL CUERPO Y LA MENTE SE UNEN

El cuerpo guarda historias. Relatos que quedan impresos en los músculos, en las articulaciones, en la postura con la que nos presentamos al mundo. Durante años, estas memorias pueden acumularse sin darnos cuenta, hasta que un día nos detenemos y sentimos su peso.

Testimonio de R. 83 años

Me confieso una fan consumada del ejercicio que cada viernes realizo en las clases de Colette, donde, en el espacio de una hora y media, percibo cambios importantes en mi físico.

En la postura estirada en el suelo, al inicio siento muchas dificultades: siento dolor prácticamente en todo el cuerpo, me cuesta notar la presión del suelo contra la espalda y mi percepción es la de que cada miembro y cada órgano forman parte de un cuerpo diferente.

Durante la sesión, la suave voz de Colette parece tener potestad sobre mis hombros, omóplatos, axilas, ingles. De forma paulatina se van estirando, ablandando y encajando unos en otros de forma armónica, y dejo de sentir molestias o dolor.

Después de una hora y treinta minutos, recojo la esterilla siendo consciente de que mi cuerpo se mueve con agilidad, sintiendo que mi cuerpo es totalmente UNO, que se mueve sin dolor, y que, además, siento que he crecido unos centímetros, que he recobrado una agilidad y alegría no usual en mi día a día.

Gracias, Colette, por ayudarme a recobrar la conciencia de mi cuerpo y, con ello, la responsabilidad de cuidarme para poder ofrecer una mejor versión de mí misma.

Cuando nos reencontramos con nuestro cuerpo y lo sentimos en su totalidad, dejamos de verlo como un ente ajeno y comenzamos a habitarlo con respeto y amor.

A diferencia de la meditación tradicional, donde no suele haber movimiento y se centra en la introspección, la conciencia corporal integra la interocepción, la propiocepción y la exterocepción, lo que la convierte en una herramienta invaluable no solo para el bienestar emocional y mental, sino también para la salud física.

INTEROCEPCIÓN: La capacidad de sentir lo que ocurre dentro del cuerpo, el ritmo del corazón, la temperatura, las emociones alojadas en los tejidos.

PROPIOCEPCIÓN: El tacto, la conciencia de la posición y el movimiento del cuerpo en el espacio. Es lo que nos permite movernos con precisión y equilibrio.

EXTEROCEPCIÓN: Percepción del exterior a través de los sentidos, el contacto con el suelo, la temperatura del aire, la presión de un objeto sobre la piel y la relación con el entorno.

Cuando estos tres sistemas se activan en conjunto, el cuerpo y la mente se alinean en un estado de coherencia psicofísica y equilibrio. La CC conecta con los tres simultáneamente y puede transformar la manera en que nos movemos, nos relacionamos y experimentamos la vida.

EL CUERPO ES UN UNIVERSO EN CONSTANTE EVOLUCIÓN

Así es. Una maquinaria biológica con una inteligencia propia, diseñada para mantenernos en equilibrio. En la naturaleza, la tendencia es la armonía, el balance perfecto entre expansión y retracción, contracción y relajación, acción y reposo... A ese estado de estabilidad, en el interior de nuestro organismo se le llama **homeostasis**, y es el principio fundamental que rige nuestra salud.

Así como los océanos regulan sus mareas y los ecosistemas encuentran su propio orden, el cuerpo humano también está en una búsqueda continua de equilibrio. Cada célula, cada órgano, cada sistema y cada función vital está diseñada para adaptarse a los cambios, para responder a los estímulos y encontrar la mejor forma de mantenerse en un estado óptimo. **El cuerpo es un microcosmos de la naturaleza misma, y su tendencia natural es la estabilidad en armonía.**

El cuerpo es un reflejo fiel de lo que sucede en la mente. Cuando experimentamos alegría, nuestro sistema nervioso responde liberando endorfinas, oxitocina, dopamina y serotonina: hormonas que nos hacen sentir placer y bienestar. La respiración se expande, el pecho se abre, la postura cambia de manera natural para expresar esa sensación de liviandad. El cuerpo reacciona a la emoción y la integra.

Cuando una emoción nos pesa (estrés, ansiedad, tristeza), el cuerpo lo registra y lo traduce en tensión. Los músculos se contraen, la respiración se acorta, el ritmo cardíaco se altera. La química interna cambia, generando cortisol y adrenalina, preparando al cuerpo para una respuesta de lucha o huida, incluso cuando el peligro no es real.

La mente y el físico están conectados en un flujo constante de información, enviándose señales que pueden generar bienestar o, por el contrario, malestar que, si no atendemos, puede desajustar nuestro sistema. Cada pensamiento crea una respuesta fisiológica. Cada emoción se refleja en el cuerpo. Y viceversa. **Es una comunicación bidireccional.**

MÁS QUE UN CONJUNTO DE MÚSCULOS, HUESOS Y ÓRGANOS

Mi enfoque no se centra solo en la función mecánica del cuerpo. Cuando un paciente llega con una lesión, me interesa saber por qué y, más allá de levantar la pierna, un brazo o que flexione la espalda, busco que entienda y sienta lo que ocurre. Utilizo moldes anatómicos para que conozca su cuerpo y lo sienta a partir de la respiración, cerrando los ojos. **El verdadero cambio sucede cuando comprendemos el cuerpo como algo más que un mecanismo biológico que se mueve.**

La diferencia entre simplemente mover una pierna y sentir el movimiento de esa pierna, es abismal. En la primera opción, la acción es automática, superficial, mecánica. En la segunda, se despierta una conciencia más profunda, una conexión que va más allá de la simple biomecánica. Se activa la propiocepción interna, la mente se sincroniza con el cuerpo, y entonces el movimiento deja de ser un gesto insignificante para convertirse en una experiencia de integración.

Cuando una persona se detiene a sentir, realmente sentir, lo que ocurre en su cuerpo al moverse, todo adquiere mayor profundidad. Los músculos dejan de ser simples tejidos, estructuras contráctiles, y se convierten en parte de un sistema vivo que responde, que respira, que comunica.

Cuando hay un problema físico, casi siempre nos enfocamos en el dolor, en la disfunción, en la incomodidad, pero muchas veces el cuerpo expresa más que una lesión.

El estrés, las emociones reprimidas, las tensiones acumuladas en el día a día no desaparecen simplemente porque no se les preste atención. Se alojan en los tejidos, se reflejan en la postura, se manifiestan en la forma en que nos movemos. Y cuando se despierta la conciencia corporal, cuando se crea ese espacio para sentir el cuerpo desde dentro, muchas veces lo que emerge es algo más que una simple mejora física.

Personas que llegaron a mi consulta buscando alivio para un dolor puntual descubren que, sin esperarlo, comienzan a percibir su cuerpo de otra manera. Se vuelven más conscientes de cómo caminan, cómo se sientan, cómo respiran. Se dan cuenta de patrones posturales que antes pasaban desapercibidos, de tensiones que han cargado durante años, de hábitos que han influido en su bienestar sin que siquiera lo notaran. Empiezan a habitar su cuerpo con una presencia renovada.

El cuerpo es más que un conjunto de músculos, huesos y órganos. **Es un sistema de inteligencia profunda, de comunicación constante, de equilibrio dinámico.** No se trata solo de corregir una postura o aliviar un dolor. **Se trata de aprender a vivir dentro del cuerpo con plena conciencia, con presencia, con respeto.**

Si se despierta esta interocepción, el movimiento deja de ser una acción mecánica para evolucionar a un diálogo entre lo que sentimos y lo que expresamos. La respiración ya no es una función involuntaria, sino una herramienta para encontrar calma, energía y claridad. El cuerpo deja de ser un desconocido y se convierte en una guía o un aliado.

Más allá de la práctica corporal está la conciencia. Más allá del ejercicio está la transformación. **Cuando se aprende a escuchar el cuerpo, se descubre que en su interior siempre ha existido una sabiduría esperando ser atendida.**

La pregunta no es si el cuerpo puede sanar, sino si estamos dispuestos a escucharlo lo suficiente como para permitirle hacerlo. Tenemos la libertad de sentir...

Testimonio de A.

Conocí a Colette hace cuatro años y estaba en un momento muy frágil.

A los 13 años me encontraron una escoliosis muy severa, de 60° de curva en mi columna. Fui derivada al hospital Vall d'Hebron y me dijeron que no podría levantar ningún peso ni tener hijos, y que a los 40 años tendría muchos problemas de respiración por el mal funcionamiento de la caja torácica. Ninguna de las tres cosas se ha cumplido. Estuve enyesada y después con corsé durante cinco años, sin buenos resultados.

Ahora, 25 años más tarde, empecé de nuevo con dolores que se extendían a lo largo de todo el cuerpo, y me vino el miedo de que no se irían nunca. Me sentía "huérfana de referentes". He buscado activamente ejercicios, reeducación postural, el porqué de la escoliosis... He visitado incontables profesionales: fisioterapeutas, osteópatas, traumatólogos, magnetoterapeutas, cirujanos, acupuntores, consteladores, masajistas. He hecho yoga, me han hecho férulas dentales, técnica de base, método Schroth... He aprendido mucho.

En aquel momento, mi doctora de cabecera, Mila del Pozo, fantástica, despierta como ninguna que yo conozca y que siempre me escuchó, me puso en contacto con Colette y se me abrió una ventana enorme. De hecho, si tenemos que hacer una analogía, lo que se me abrió fue una puerta. Una ventana solo se abre de un lado; en cambio, una puerta permite entrar y salir. Puedes ir en las dos direcciones. Me explico: la actitud habitual en el mundo de la salud es que el paciente solo puede ser paciente, y el profesional, el único que sabe. Para mí, eso dificulta la mejora, porque el paciente no tiene posibilidad de responsabilizarse de su propia salud.

Colette no trabaja así. Ella tiene mucha capacidad de observación, de escucha y, al mismo tiempo, mucha experiencia y recursos. El gran apoyo que realmente me ha dado Colette es que pone todas sus cualidades a tu disposición, como herramientas de conocimiento para que las tomes como tuyas. Trabaja para que aprendamos a "conducir" nuestro propio cuerpo. Lo hace desde la suavidad, la escucha, el respeto...

Yo, por ejemplo, hace años que convivo con el dolor, y una de las cosas que me ha hecho ver es que para estirar mi cuerpo lo hago de manera brusca, sin dar espacio a la "escucha", a las articulaciones, a sentir el tiempo que me pide el cuerpo...

Ella me ha enseñado, casi sin incidir. Consigue que parezca que lo estás descubriendo por ti misma, como si ella no tuviera nada que ver. Al mismo tiempo, estoy aprendiendo lo más difícil: responsabilizarme de mi cuerpo. La conciencia de lo que le hace falta. Ir a sus clases no es hacer gimnasia una hora a la semana, sino que te queda integrado cuando estás en el trabajo, en la cola del supermercado, al sentarte, agacharte... Te anima a bailar.

Es aquello de que no hay libertad sin responsabilidad. Vivir con conciencia corporal adquirida solo da beneficios. Todavía tengo mucho por aprender, pero ya no me siento más "huérfana", porque mi cuerpo cuenta conmigo para darle lo que necesita. Estoy aprendiendo a ser libre, y no sé si Colette es consciente del regalo que me hace... ¡Seguramente que sí!

Detenerse a sentir e integrar lo que provoca un estiramiento en un músculo, en una articulación en lugar de convertirlo en un acto brusco, mecánico o una lucha nos puede despertar las ganas de descubrir más nuestro cuerpo, de cuidarlo, respetarlo, quererlo.

La neurociencia ha demostrado que el movimiento con conciencia corporal modifica las conexiones neuronales. Cada vez que el cuerpo se mueve con intención, el cerebro responde, reorganiza su estructura sináptica, optimiza sus redes de comunicación. La coordinación mejora, la motricidad se afina, la regulación emocional se equilibra, los sistemas digestivo, respiratorio y cardíaco se ven beneficiados.

Cuando se entrena el cuerpo con conciencia, se entrena también la mente. Se fortalecen los circuitos que regulan el bienestar, la memoria, la sensibilidad. La relación con el dolor cambia, y con ella, cambia la percepción de la vida.

AUTOGESTIÓN Y EQUILIBRIO DEL SISTEMA NERVIOSO

El cuerpo es un puente entre la experiencia y la acción, entre el mundo exterior y nuestra respuesta interna. **Es un artista silencioso que adapta su estructura a cada emoción, a cada pensamiento, a cada estímulo que recibe.** Su estabilidad es flexible, en constante ajuste. El equilibrio del cuerpo y la mente es una coreografía sutil de adaptación y cambio.

Así como un árbol no lucha contra el viento, sino que se flexiona con él para no quebrarse, el sistema nervioso busca constantemente ajustarse a cualquier situación.

Esa capacidad de adaptación es lo que nos permite gestionar nuestro propio estado interno. No somos estructuras fijas, condenadas a responder de manera automática a lo que nos rodea. **Podemos influir en cómo nos sentimos, en cómo reaccionamos, en cómo nuestro cuerpo se regula.**

Históricamente se creía que el cerebro era un mapa fijo, que nacíamos con ciertas conexiones neuronales y que, con el tiempo, esas rutas se iban desgastando sin posibilidad de renovación. Hoy sabemos que existe la neuroplasticidad.

El cerebro no sólo cambia, sino que se reinventa a cada momento. Cada pensamiento y experiencia crea nuevas conexiones, fortalece circuitos, borra los caminos que ya no se usan y construye atajos cuando los antiguos senderos ya no sirven.

Las neuronas no están confinadas al cerebro; se extienden por todo el cuerpo, a través de la médula espinal y el sistema nervioso periférico. Eso significa que, cuando movemos el cuerpo con conciencia, cuando respiramos de manera intencionada, estamos indirectamente actuando para esculpir nuevas conexiones neuronales tanto como si estuviéramos aprendiendo un nuevo idioma o resolviendo un problema complejo.

La neuroplasticidad es la capacidad de nuestro sistema nervioso para redibujar su propio mapa. Y cada elección: cómo nos movemos, cómo respiramos, cómo nos relacionamos con el estrés, está diseñando, sin que lo notemos, la arquitectura de nuestro sistema neuronal.

Cada vez que nos movemos con plena conciencia, ajustando la postura, liberando tensiones, sintiendo cómo el cuerpo se organiza en el espacio, estamos entrenando al sistema nervioso para funcionar con mayor eficiencia.

Un cuerpo que se mueve de forma automática tiende a repetir patrones más rígidos. Pero un cuerpo que se mueve con conciencia aprende a redistribuir sus cargas, a generar estabilidad sin rigidez, a encontrar fuerza sin tensión... a mantener la plasticidad neuronal.

Cuando el movimiento es mecánico, las mismas zonas del cuerpo cargan con todo el esfuerzo. Pero cuando el movimiento es fluido y consciente, el trabajo se distribuye mejor y el sistema nervioso se reorganiza en busca de una mayor eficiencia.

Diría que el verdadero poder de la autogestión no está en evitar el estrés ni en forzar la calma. Está en **desarrollar la capacidad de responder a cada momento con la regulación adecuada**. El cuerpo es un sistema inteligente, diseñado para sostenerse, para recuperarse, para adaptarse. Pero necesita que lo escuches, que le des lo que necesita en cada momento.

Cuando aprendemos a regular nuestra respiración, cuando nos movemos con conciencia, cuando nos permitimos alternar entre activación y recuperación, estamos ejerciendo el poder más profundo que tenemos sobre nuestra biología: la capacidad de elegir cómo queremos sentirnos.

Somos sistemas biológicos en evolución, siempre con la posibilidad de cambiar, de mejorar, de encontrar un nuevo equilibrio. Nunca es tarde para mirar hacia un nuevo horizonte y empezar a caminar. ¡Es una maravilla tener entre mis clases personas de más de 90 años!

CUANDO EL CUERPO DESPIERTA: La historia de P.

El cuerpo es un territorio vasto, lleno de paisajes internos que, con el tiempo, pueden quedar olvidados. Como un mapa que se desvanece con los años, las sensaciones que una vez fueron nítidas pueden volverse difusas. Hasta que algo ocurre. Algo despierta esa conexión dormida, y de repente, lo que parecía lejano se vuelve tangible, cercano, presente.

Para P., ese despertar llegó cuando empezó a practicar conciencia corporal. Fue una transformación en la forma de percibir su propio cuerpo. Había pasado años moviéndose de manera automática, sin notar el impacto de cada paso, sin registrar cómo la respiración influía en su postura, sin escuchar los mensajes que su cuerpo le enviaba a diario. Pero algo cambió.

Cada sesión se convirtió en un viaje hacia dentro. Un espacio donde movía su cuerpo y aprendía a sentirlo de nuevo. Descubrió que podía afinar su percepción, que podía notar detalles sutiles en su respiración, en la forma en que sus músculos reaccionaban al movimiento, en la manera en que su mente y su cuerpo estaban conectados en un flujo continuo. Era el despertar de los sentidos que había olvidado.

A medida que profundizaba en la práctica, P. empezó a notar

algo fascinante. Su cuerpo ya no era un desconocido, sino un compañero con el que podía dialogar. Cada sesión era una invitación a explorar, a experimentar, a conectar con partes de sí misma que antes parecían inexistentes.

La sensación de moverse con plena presencia le permitió comprender algo esencial: **el cuerpo responde cuando se le permite expresarse sin resistencia, se le escucha y se le da lo que necesita**. Llegó la transformación en la manera en que se cuidaba a sí misma. La relación con su cuerpo dejó de ser una imposición y se convirtió en un acto de respeto, de amor, de reconocimiento. No se trataba de corregir, sino de descubrir.

Para P., cada sesión era un regalo. No solo por los beneficios físicos, también por la oportunidad de redescubrirse. Había encontrado un espacio donde podía moverse con libertad, donde podía explorar sin miedo, sin ser juzgada, donde podía aprender a escuchar su cuerpo con más claridad. Y eso cambió su forma de vivir.

ESCUCHAR, COMPRENDER Y RESPONDER CON CONCIENCIA

El cuerpo es un narrador incansable. Desde el primer latido hasta el último aliento, nos habla en un idioma de sensaciones, pulsaciones, placer, dolor, tensiones, liberaciones... Pero no siempre lo escuchamos, o lo interpretamos mal. O peor aún: lo escuchamos, pero no le hacemos caso.

El miedo al dolor, el rechazo a la incomodidad nos puede llevar a resistir en lugar de comprender. Nos tensamos ante el malestar, lo combatimos o lo ignoramos, creyendo que si lo dejamos de lado desaparecerá por sí solo. Pero no siempre es así, y el cuerpo es insistente. No se calla cuando no es escuchado. Eleva el volumen de su mensaje hasta que no queda más remedio que prestarle atención. Y es ahí donde muchos entran en un ciclo de frustración, donde el dolor se intensifica, la movilidad se reduce y el miedo toma el control.

La conciencia corporal puede cambiarlo. **No se trata solo de sentir, sino de aprender a interpretar, aceptar y responder de manera consciente**. Es una forma de diálogo con el cuerpo en la que la escucha no viene desde la resistencia, procede del respeto, el amor y la comprensión profunda de que el cuerpo no está contra nuestro, sino con nosotros.

En mis primeros años de formación universitaria de fisioterapia, fui testigo de una escena que marcó mi comprensión sobre la verdadera esencia del movimiento, del dolor y de la confianza en el propio cuerpo.

Estábamos de prácticas en un hospital, observando a un fisioterapeuta que trabajaba con una paciente de setenta y cinco años a la que le habían colocado una prótesis de cadera. Su dolor era evidente. Cada vez que el fisioterapeuta intentaba movilizar su pierna, su cuerpo respondía con una resistencia natural, una defensa instintiva que endurecía sus músculos y bloqueaba el movimiento. La tensión generaba más tensión. Cuanto más insistía el fisioterapeuta para mover su pierna, más se contraía ella, más dolor sentía y más difícil se volvía todo el proceso.

El fisioterapeuta, frustrado por la falta de progreso, decidió que no había nada más que hacer por su parte en aquella sesión y se giró rápidamente. Me señaló para que practicara un poco con la paciente.

Me acerqué a la paciente y le hablé con suavidad para calmarla, pues estaba llorando de dolor y frustración. Le expliqué que para mí era la primera vez, que no iba a hacer nada más que simplemente sostener el peso de su pierna, que ella decidiría cuándo, cuánto y cómo moverse. Le pedí cerrar los ojos y conectar con la respiración. Que me avisara cuando estuviera preparada. A su señal, empecé con un contacto amable, cogí su pierna de manera que las articulaciones estuvieran bien sostenidas y las pudiera relajar.

Al principio, apenas se movió. Yo tampoco, pues realmente hice lo que le dije: sólo aguantaba el peso de la pierna. Poco a poco, su cuerpo empezó a confiar en mis manos, que podían cargar todo el peso de la pierna, pero no le provocaban ningún movimiento. Su musculatura dejó de resistir, su respiración se hizo más profunda, su mente aceptó que no había peligro. Y entonces comenzó a mover su pierna con una libertad que ni ella misma creía posible, ¡ni yo tampoco!

Al confiar en mis manos, la paciente tomó el control del movimiento, le disminuyó el dolor y permitió un rango de movimiento mucho más elevado. Para mí, era importante tener la suficiente sensibilidad como para sustentar su pierna sin adelantarme a su movimiento. Mi propia conciencia corporal me permitía esa empatía corporal.

Lo que ocurrió con aquella mujer sucede con más frecuencia de lo que creemos. Cuando sentimos dolor, el primer instinto es resistir. Nos tensamos, contenemos la respiración, endurecemos la postura. Pero esta reacción de autoprotección es muchas veces lo que nos impide liberarnos del malestar.

El dolor es un mensaje. Y la forma en que lo interpretamos define nuestra experiencia con él. Cuando entendemos el dolor como una advertencia en lugar de una amenaza, algo cambia en nuestra relación con él. Ya no reaccionamos con miedo, sino con conciencia.

Con el conocimiento adecuado, empezamos a discernir entre un dolor muscular, un dolor ligamentoso, una presión nerviosa, una inflamación articular o cuando nos estamos protegiendo de algo. Nos volvemos más precisos en nuestra escucha interna, más finos en nuestra capacidad de diferenciar.

Y lo más importante: aprendemos a responder en lugar de reaccionar.

Esta capacidad de identificar y conocer el origen de una sensación nos permite tomar decisiones más acertadas sobre cómo movernos, cómo recuperarnos y cómo evitar que una molestia se convierta en una lesión.

Por todo ello digo que escuchar el cuerpo es un acto de amor. **Cuando desarrollamos esta conexión, nos tratamos con más respeto, con más paciencia, con más compasión. Y desde ese respeto, la relación con los demás también puede cambiar.**

Una persona que se cuida, que se escucha, que se respeta, puede ofrecer a los demás lo mismo. Pero alguien que vive desconectado de su propio cuerpo, que no se permite el descanso, que ignora sus propias señales, difícilmente podrá conectar con la necesidad de los otros.

Este principio se vuelve especialmente poderoso en el ámbito de la fisioterapia y la psicología. Cuando un profesional trabaja desde la conciencia y la conexión con su propio cuerpo, su actitud y contacto son diferentes, su sensibilidad y capacidad empática, su energía, es diferente. La calidad de la presencia puede cambiar la calidad del contacto. Porque al final, acompañar a alguien en su proceso de recuperación no es solo aplicar técnicas, sino generar un espacio de confianza donde el cuerpo se sienta seguro para soltarse y encontrar su propio camino de sanación.

Cada sensación tiene un propósito, cada señal tiene una razón de ser. Lo que necesitamos no es reprimir, es aprender a escuchar sin juicio, sin miedo, sin prisa.

RECUPERAR LA CONEXIÓN Y EL CONTROL SOBRE TI

El cuerpo es el hogar donde habitamos, pero muchas veces lo recorremos sin conocerlo realmente. Nos movemos por él como visitantes distraídos, ignorando sus señales, desconectados de su lenguaje, ajenos a su sabiduría.

Al despertar la CC dejamos de ser meros pasajeros y nos convertimos en artesanos de nuestra propia expe-

riencia. La relación con el cuerpo se transforma en un diálogo profundo, en una conexión viva, en una fuente inagotable de conocimiento y equilibrio.

La respiración es la llave que nos conecta con el presente. Y es el principio del camino apasionante que es para mí, la conciencia corporal.

Porque nos puede cambiar internamente, pero también puede cambiar la manera en que nos relacionamos con nosotros mismos y con el mundo. Nos puede permitir movernos con más fluidez, reducir el estrés, aliviar el dolor, mejorar la postura, potenciar nuestra energía. Nos puede devolver gran parte del control sobre nuestro propio cuerpo.

En el próximo capítulo, profundizaremos en todos estos beneficios. Descubriremos cómo esta conexión transforma cuerpo y mente, las emociones y la manera en que experimentamos la vida.

Capítulo 2

BENEFICIOS DE LA CONCIENCIA CORPORAL

"El cuerpo es un archivo de nuestras experiencias, emociones y pensamientos. Aprender a escucharlo es el primer paso para sanar y vivir con más equilibrio".

Dr. Bessel Van der Kolk

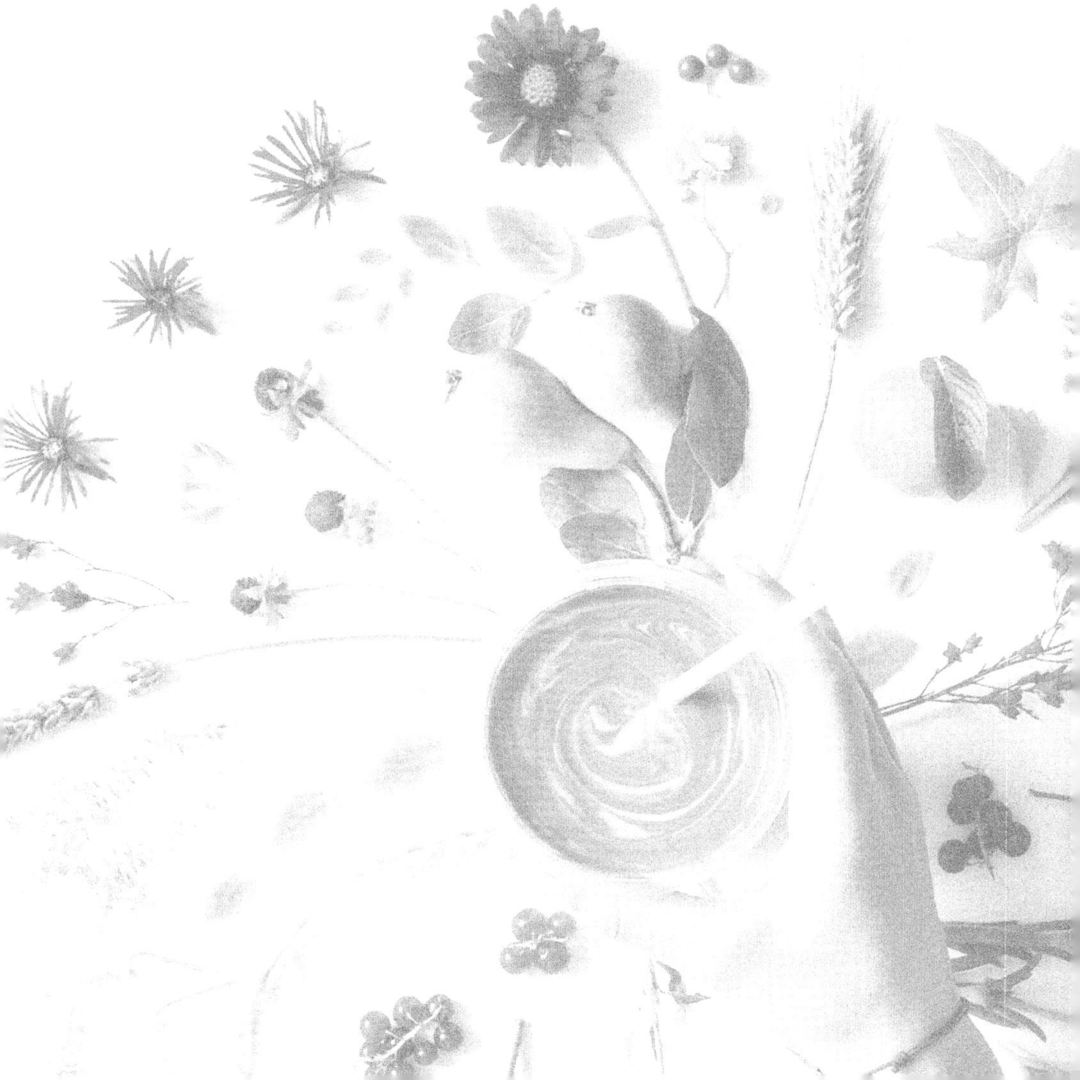

El cuerpo es el terreno donde se desarrolla la historia de cada persona. Cada experiencia, cada emoción, cada pensamiento deja una huella en su estructura, como las marcas que el viento dibuja en la arena o las raíces que buscan su camino entre la tierra. Habitarlo con plena conciencia transforma la manera en que nos movemos, la manera en que vivimos.

En este capítulo, exploraremos los múltiples beneficios de la CC. Más allá de mejorar la postura o aliviar tensiones, me quiero enfocar en el desarrollo de una relación más profunda con el propio cuerpo. Una relación basada en la escucha, en el respeto y en la capacidad de responder a sus señales con claridad y confianza.

BENEFICIOS de la CONCIENCIA CORPORAL:

1. Fomenta la atención
2. Mejora la concentración y memoria
3. Aumenta la regulación emocional
4. Facilita la introspección
5. Reajusta el movimiento natural
6. Mejora la postura y el bienestar físico
7. Facilita la aceptación
8. Estimula la empatía
9. Amplifica la respiración y reduce el estrés
10. Empodera

El cuerpo tiene una sabiduría infinita y, si aprendes a escucharlo, descubres que el bienestar comienza dentro de ti, y de ahí hacia el exterior.

SIENTE EL PRESENTE CON PLENITUD

Sentir el presente con más plenitud es una forma de liberar la mente y dar espacio a lo que realmente está ocurriendo. **Es permitirte estar aquí, sin quedar atrapado en lo que pasó ni adelantarte a lo que pueda venir.**

Uno de los mayores beneficios de practicar la CC es la reducción del estrés y la mejora de la concentración. Cuando te enfocas en el presente, dejas de alimentar pensamientos sobre el pasado o de proyectarte en un futuro incierto.Y muchas veces, el estrés y la ansiedad surgen precisamente de estos saltos mentales. Pero cuando traes tu atención al ahora, todo se vuelve más claro y manejable.

En las sesiones, ya sea en grupo o de forma individual, se empieza en posiciones que facilitan la relajación y la atención. Desde ahí, cerrando los ojos, comienzas a notar las sensaciones de apoyo: cómo se conectan los isquiones con la silla, cómo se asienta la pelvis, cómo los pies hacen contacto con el suelo... y muy especialmente, observa qué se mueve cuando respiras. Si estás tumbado/a, puedes sentir cómo la espalda reposa o no, y cómo se distribuye el peso del cuerpo... y si con el movimiento de la respiración tienes más contacto con el suelo.

Esta práctica, es un inicio que te ayuda a percibir las sensaciones internas, también a darte cuenta de cómo te relacionas con el entorno. Tu cuerpo es un puente entre lo interno y lo externo, y a través de él puedes ajustar tu presencia en el espacio.

La gran aliada para mantenerte en el presente es la respiración. Al llevar la atención a cómo el aire entra y sale, empiezas a notar su ritmo natural. No necesitas forzar nada, solo observar. **La respiración se convierte en un punto de anclaje, una manera de recordarte que estás aquí, ahora.**

Así, al conectar con tu cuerpo y con tu respiración, te das la oportunidad de estar más presente, de moverte con mayor consciencia y de gestionar mejor lo que sucede a tu alrededor. Es un ejercicio sencillo, pero con un impacto profundo en la forma en que experimentas el día a día.

Vivir el presente es más sencillo de lo que parece. No se trata de forzar la mente a quedarse quieta ni de luchar contra los pensamientos que van y vienen. Es algo mucho más natural: conectar con las sensaciones, con la respiración, con lo que está ocurriendo dentro y fuera de ti, justo ahora.

Los pensamientos pueden llevarte de un lado a otro. Te arrastran al pasado con recuerdos que revives una y otra vez, o te empujan hacia el futuro con planes, preocupaciones e hipótesis. Pero hay una manera de no perderte en ese vaivén: quedarte en lo que realmente te interesa en este momento. **Sentir tu cuerpo, tu respiración, el espacio que ocupas.**

La meditación tradicional y el mindfulness son caminos conocidos para entrenar la presencia. Ambos te invitan a la introspección, a observar lo que sucede dentro de ti: tus pensamientos, emociones y comportamientos.

La CC puede ser como una meditación en movimiento, una forma activa de estar presente, no solo en lo interno, sino también en tu relación con el mundo que te rodea. Puede ser muy útil para terapia o coaching, pues predispone a la introspección.

De hecho, recordemos que la CC nos permite la interconexión de estos sistemas perceptivos:

- **La interocepción**, ese viaje hacia adentro en el que reconoces tu respiración, tu temperatura, tu corazón... Sería como un sexto sentido, el de percepciones internas.

- **La propiocepción**, la habilidad de percibir cómo te mueves, cómo se distribuye tu peso, cómo cambia tu postura.

- **La exterocepción**, la capacidad de percibir lo que ocurre fuera de ti a través de los sentidos, la comida, olores, cómo interactúas con otras personas, el espacio, el ambiente...

Como decía antes, esta interconexión favorece, si interesa, a la **introspección**: observación de los propios pensamientos, comportamientos y emociones. Facilita el "mirar" hacia dentro sin juzgar, como un/a observador/a neutro/a para comprenderte y conocerte mejor.

Para algunas personas, la meditación tradicional puede parecer un desafío. Quedarse quieto y en silencio, observando la respiración, puede ser incómodo o difícil de sostener. La CC ofrece una vía más dinámica y accesible.

En las clases que imparto, el proceso comienza con ojos cerrados y la respiración para sentir el cuerpo en reposo, tomar conciencia de cada parte sin juzgar, solo observando. Luego, poco a poco, el movimiento entra en escena. Se trata de moverte sin perderte en la acción, de actuar sin desconectarte de ti mismo, de la respiración...

Uno de los ejercicios más potentes es la relación con los demás. ¿Cómo puedes interactuar con alguien sin perderte a ti mismo? ¿Cómo puedes ofrecer apoyo sin descuidar tu propio bienestar? Algo tan simple como dar un masaje a otra persona puede convertirse en una exploración profunda: estar presente en el gesto, en la presión de las manos, en la conexión que se genera sin dejar de atender tu propio bienestar.

Los niños hacen esto de forma espontánea. Juegan sin pensar en otra cosa, sienten su cuerpo con naturalidad, exploran el mundo con todos los sentidos abiertos. Pero con los años, la mente empieza a llenarse de responsabilidades, preocupaciones y listas interminables de tareas. Y esa conexión tan natural con el presente puede diluirse.

La CC es un camino de vuelta. Una manera de unir la tranquilidad del cuerpo con la calma de la mente. **Es reencontrarte contigo mismo/a de una forma amable, sin exigencias, sin juicios.**

Y en este mundo acelerado, puede ser una necesidad...

El cuerpo es un territorio lleno de señales. A veces sutiles, como el leve peso de los hombros cuando el día ha sido largo. Otras, más evidentes, como podría ser la tensión en la mandíbula cuando algo te preocupa. Pero en medio de la rutina y las responsabilidades, esas señales pueden pasar desapercibidas. Conectar con tu cuerpo es aprender a percibirlas, y atenderlas.

Testimonio de M.

"La práctica de conciencia corporal me permite estar conscientemente presente en mi cuerpo, escucharlo y explorarlo por dentro. El hecho de llevar toda la atención y la conciencia al cuerpo me libera de tener la atención en el constante "bla, bla, bla" de mi mente. Me sirve en los movimientos y las emociones durante el día; cosa que me lleva a un mayor estado de equilibrio, armonía y relajación. Agradezco profundamente estas clases que ofreces."

La atención sostenida y el estar plenamente en tu presente se puede practicar. Cuando tomas conciencia de tu cuerpo no te dejas arrastrar tan fácilmente por el pensamiento y te conviertes en presencia. Es una forma de equilibrar la mente y el movimiento, de llevar la atención a lo que sientes, a lo que haces.

A lo largo del día, el cuerpo se expresa. Puede mostrar cansancio, energía, incomodidad o bienestar. Cuanto más practicas la CC, más fácil resulta escucharlo y responderle según lo que necesita. Respetarlo. Nos puede dar más ligereza, actuar con más claridad y encontrar, poco a poco, **un equilibrio más profundo entre lo que piensas, lo que sientes y lo que haces.**

CONECTA CON TU RESPIRACIÓN

Respiras desde el primer instante en que llegaste al mundo. Es un gesto tan natural que quizás no te detienes a notarlo. En cada inhalación y exhalación hay mucho más de lo que parece. **La respiración es un nexo entre el cuerpo y la mente, una herramienta poderosa que puede transformar tu estado físico y emocional.**

Muchas veces, el ritmo de vida impone una velocidad en la que la respiración puede volverse superficial, entrecortada, apresurada. Pero cuando decides prestarle atención, cuando te tomas un momento para respirar de manera consciente, sientes cómo el aire entra y llena tus pulmones, cómo el cuerpo se expande con la inhalación y se relaja con la exhalación. Es un proceso tan simple y, al mismo tiempo, tan profundo.

Más allá de su función básica, la respiración tiene un impacto directo en tu bienestar. **Cada inspiración oxigena y nutre el cuerpo, llenándolo de energía. Cada exhalación libera lo que ya no necesitas, como si fuera una limpieza interna que purifica** la sangre y puede despejar tensiones para dar paso a la calma.

El diafragma, el músculo principal de la respiración, trabaja de forma constante, moviéndose como un pistón. Su movimiento facilita la entrada y salida del aire, pero también masajea los órganos internos, mejora la circulación y contribuye a la salud del sistema linfático. Es un mecanismo perfectamente diseñado, una danza interna que, cuando se realiza a conciencia, optimiza el funcionamiento de todo el cuerpo.

Además, **a través de la respiración, puedes acceder indirectamente a tu sistema nervioso**. Es como una llave que te permite regularlo, activar la energía cuando la necesitas, inducir un estado de calma cuando sientes que el estrés te desborda o modificar los estados de conciencia.

Si alargas la exhalación, das una señal clara al sistema nervioso parasimpático, disminuyendo la frecuencia cardíaca para tranquilizar tu cuerpo. Si aceleras la respiración, lo preparas para la acción (se activa el sistema nervioso simpático). **Respirar es más que una necesidad biológica; es un lenguaje que puedes aprender a interpretar y utilizar a tu favor.**

Pero el diafragma no trabaja solo, tenemos los músculos intercostales y los accesorios a nivel cervical. Cuando el diafragma ejerce presión sobre el abdomen, hay otro diafragma que la recibe: el suelo pélvico. **Si el diafragma es una cúpula flexible, el suelo pélvico es una hamaca que sostiene las vísceras pélvicas y responde a su movimiento**. Esta conexión es clave para la estabilidad del cuerpo, la postura y la buena salud de la zona torácica, abdominal, lumbar y pélvica.

Con el paso del tiempo y los hábitos de vida, esta relación puede debilitarse, pero la conciencia corporal y la respiración consciente permiten recuperar esa sincronía natural entre ambos.

Asimismo, la relación entre la respiración y el cerebro es tan profunda que la revista Science publicó un estudio en 2017 donde se demostró que el ritmo respiratorio influye en la memoria, la atención y la gestión emocional. Esto se debe a que el centro de control de la respiración está interconectado con las áreas cerebrales que regulan estas funciones. La neurocientífica Nazareth Castellanos lo explica muy bien en su libro "El espejo del cerebro", señalando que respirar por la nariz mejora la capacidad de recordar y concentrarse.

La necesidad de equilibrar la respiración no es la misma en todas las culturas o situaciones. En sociedades más aceleradas y tecnificadas, el músculo del diafragma tiende a estar más retraído que en sociedades menos sedentarias. Del mismo modo, varía según el contexto en el que vives y lo que tu cuerpo necesita.

En cada respiración consciente hay un acto de cuidado hacia ti misma/o. Es una pausa que te permite reconectar, un gesto que transforma lo cotidiano en una oportunidad para sentirte mejor.

https://esc.anea.me/cmb_10

Respirar, moverse y sentir son actos naturales, pero cuando se hacen con atención, se convierten en herramientas poderosas para el bienestar. Algunas personas descubren esta conexión por curiosidad, otras por necesidad. Lo cierto es que prestar atención al cuerpo es reencontrarse con uno mismo/a de una forma más profunda y amable.

A continuación hay el testimonio de I. (68 años), del proceso que vivimos juntas. Vino con unos problemas lumbares y una lesión en el hombro que no le permitían tumbarse al suelo con facilidad:

"Para mí, personalmente, es una experiencia que no he encontrado palabras para definirla, los adjetivos que conozco se quedan cortos.

Con tus clases he sido consciente de que tengo un cuerpo que nunca había escuchado y que era un auténtico desconocido para mí. Me has enseñado a conocerlo, quererlo, mimarlo y disfrutarlo. Con tus clases aprendemos a respirar. Entender y ser conscientes de nuestra respiración, de qué está pasando en nuestro cuerpo y en nuestra cabeza durante esta respiración. Nos explicas exhaustivamente el ejercicio que nos va bien para cada parte del cuerpo que no nos funciona como quisiéramos.

La tan importante y esperada llegada al suelo para hacer los ejercicios y que, cuando nos toca incorporarnos, parece que hemos cambiado de cuerpo de tan bien que nos sentimos. Y el perineo, este auténtico desconocido, y tan importante para el funcionamiento de nuestro cuerpo.

Todas tus lecciones nos llegan con esta ternura y naturalidad que te caracterizan. Y termino aquí porque el libro lo escribes tú… pero no quiero terminar sin decirte que tus clases son para mí, una de las mejores cosas que me han pasado en la vida. GRACIAS."

A través de la **respiración consciente**, podemos ayudar a calmar la mente, equilibrar la energía y predisponer la "escucha" del cuerpo. **Respirar con intención y moverte con atención es una forma de reconectar contigo**. Un camino que no exige grandes esfuerzos, solo disposición para sentir, explorar y permitirte descubrir lo que necesitas.

MEJORA TU POSTURA Y MOVIMIENTO: EL EQUILIBRIO ENTRE FUERZA Y RELAJAR (SOLTAR)

Tu postura habla de ti. Es un reflejo de cómo te mueves, de tus hábitos diarios y de la relación que tienes con tu cuerpo.

Vivimos en una cultura que nos mantiene sentados gran parte del día: en el trabajo, en el coche, en casa frente a una pantalla. Con el tiempo, este sedentarismo va moldeando la postura, puede generar tensiones, descompensaciones en las cadenas musculares, y consecuentemente, en la estructura ósea.

Cuando percibes el cuerpo con atención, comienzas a notar esos desequilibrios. Te das cuenta de qué músculos están demasiado tensos, cuáles han perdido fuerza, cuáles se han acortado. **Recuperar un buen hábito postural es mucho más que una cuestión de estar "recto", es encontrar el apoyo natural del cuerpo, el punto de menor esfuerzo para sostenerte con estabilidad y libertad de movimiento.**

Para la postura hay que buscar especialmente, el equilibrio de las cadenas musculares anterior y posterior. Estos grupos de músculos que están conectados a nivel fascial y trabajan en conjunto.

- **La cadena muscular posterior**, que recorre la parte posterior del cuerpo, desde la cabeza hasta la planta de los pies. Está concebida para el trabajo de resistencia, y su tendencia es acortarse con el tiempo. Es como un "trabajador voluntarioso" que siempre está disponible.

- **La cadena muscular anterior**, que se encuentra en la parte frontal del cuerpo. Es más potente, pero menos resistente, y tiende a atrofiarse si no se usa adecuadamente. Es el "trabajador perezoso", si no lo activas.

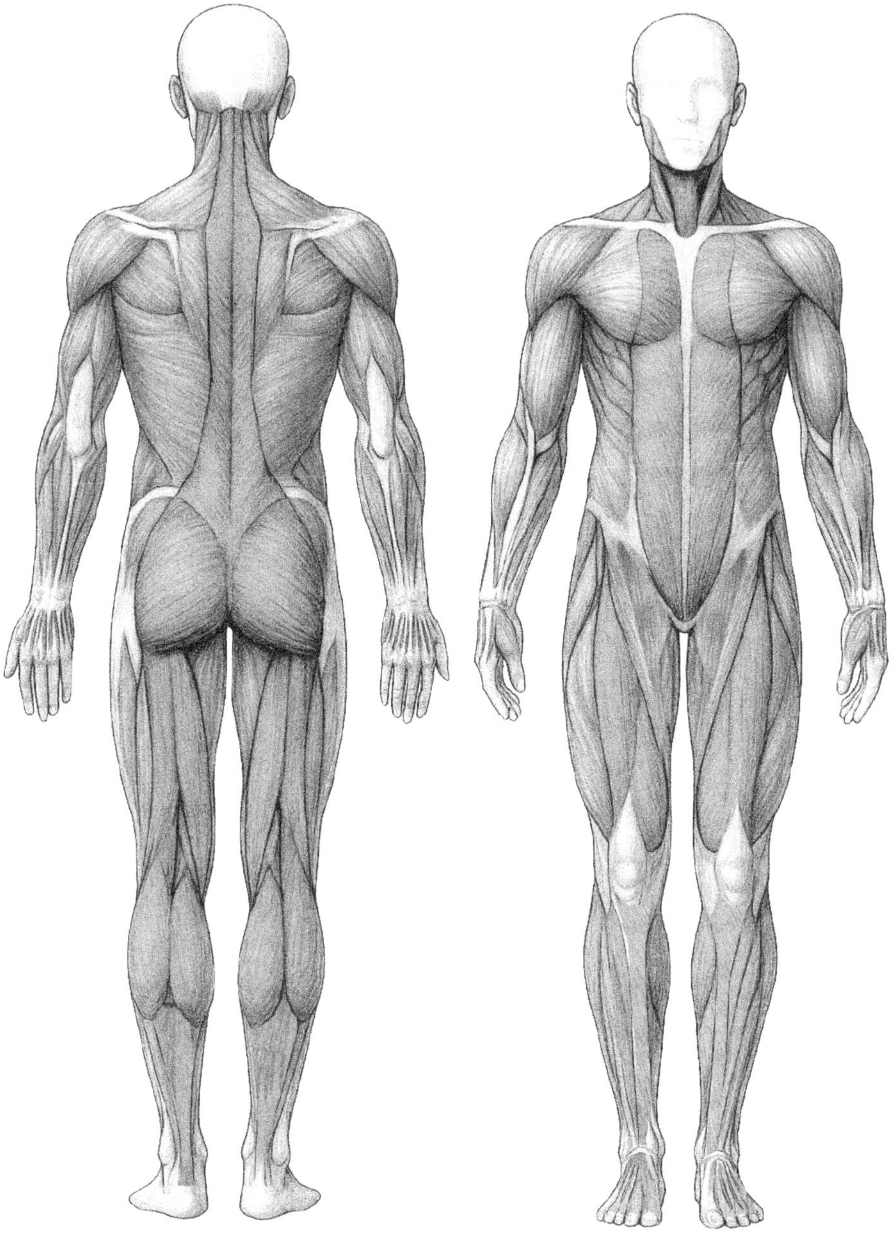

Cuando hay un desequilibrio entre ambas cadenas, la postura se resiente y el cuerpo adopta posiciones que generan incomodidad, compensaciones e incluso dolor.

Estar bien alineado no significa forzar la espalda ni tensar el cuello, significa distribuir el peso de forma eficiente, fluida. Encontrar el aplomo sin rigidez.

El equilibrio empieza en los pies. A grandes rasgos, el talón está diseñado para recibir el peso, el arco plantar para amortiguar, mientras que la parte anterior, con los dedos, se encarga de la propulsión. Sin embargo, en la vida diaria de nuestra sociedad, con las prisas y malos hábitos, es común que el peso se desplace hacia adelante, cargando más los dedos y desestabilizando el cuerpo. Parece que corremos detrás de la cabeza...

Al tomar conciencia de ello, puedes empezar a ajustar tu postura de manera natural. No se trata de adoptar una posición rígida, sino de permitir que el cuerpo se sostenga con el menor esfuerzo posible.

A lo largo del día, debido a la acción de la gravedad y la compresión de las articulaciones por la contracción muscular, se puede perder hasta un centímetro de altura, o más si añadimos el acortamiento de la musculatura posterior, que puede estar constantemente en tensión para mantener la postura. ¿Sabías que, por lo general, el cuerpo no mide lo mismo por la mañana que por la noche?

Sin embargo, cuando tienes conciencia corporal, puedes revertir este proceso. En lugar de encogerte, puedes aprender a proyectar la columna hacia arriba, a expandir el cuerpo en lugar de colapsarlo.

Otro de los grandes beneficios de la CC es la prevención de lesiones. Muchas molestias aparecen por sobrecargar un músculo mientras otros permanecen inactivos. **Cuando conoces cómo funciona tu cuerpo, puedes distribuir mejor el esfuerzo.**

Con el tiempo, desarrollas una percepción más fina de lo que ocurre dentro de ti. Puedes diferenciar entre un tendón, un músculo o un ligamento, entender qué requiere cada uno y cómo cuidarlos adecuadamente.

Cuando algo duele, tu atención se enfoca de inmediato en esa zona. Es como si el cuerpo, en su lenguaje, te llamara la atención para que lo atiendas. Ese dolor te alerta y te enseña.Y, sobre todo, te da la oportunidad de aprender a cuidarte y prevenir futuras lesiones. Pero no es necesario esperar a este punto para empezar a escucharlo.

¿Es menos probable que una persona con conciencia corporal se lesione? Sin duda.

Entrenar con conciencia te permite desarrollar fuerza sin rigidez, elasticidad sin fragilidad y control sin tensión innecesaria. **Para que un músculo funcione en su máximo potencial, necesita fuerza, elasticidad y relajación.** Hay que cuidar las tres cualidades por igual, pues no hay una más importante que la otra. A veces no se tiene en cuenta la relajación, y es primordial tanto para la rehabilitación, el deporte como el bienestar diario.

Lo que nos aporta la relajación a nivel muscular:

- **Mayor potencia muscular**: cuanto más se relaja un músculo, más aumenta su capacidad contráctil, ganando fuerza.

- **Más elasticidad**: los estiramientos son más efectivos cuando el músculo puede realmente relajarse, permitiendo luego una mayor amplitud de movimiento y reduce el riesgo de lesiones.

- **Menos desgaste articular**: un músculo elástico y relajado deja la articulación menos comprimida, lo que mejora su lubricación y nutrición del cartílago.

Pero ¿qué pasa cuando el dolor limita el movimiento? ¿Cuándo el cuerpo parece un obstáculo en lugar de un aliado?

Tenemos la posibilidad del camino de la mejora continua. A través de la CC encuentras otras rutas para moverte para dar un "respiro" a la zona afectada. Incluso, no basta con recuperarse si ha habido lesión y seguir adelante como si nada hubiera pasado. Cuando sigues explorando, cuando sigues cuidando esa zona, el cuerpo responde y te sorprende con lo que es capaz de hacer.

Testimonio de "A"

Tengo 59 años. A los 48 me fusionaron la 4.ª y 5.ª vértebra lumbar. Padezco dolor crónico que unos profesionales han clasificado como fibromialgia y otros como dolor neuropático. El caso es que he tenido que aprender a convivir con el dolor. Procuro recurrir a los medicamentos lo mínimo posible y hacer ejercicio no muy fuerte.

Una amiga me recomendó hacer yoga en el centro Eix de Palafrugell (Girona), pero, aun siendo una excelente terapia de relajación, no se adaptaba a mis necesidades. La misma profesora de yoga fue quien me puso en contacto con Colette Martí.

Gracias a ella he aprendido a cuidar mi espalda, estirarme y relajarme con una facilidad que nunca me hubiese imaginado. Poco a poco, y gracias a poner en práctica sus recomendaciones y lo vivido en sus clases, voy aprendiendo a disfrutar de la vida desde una perspectiva mucho más tranquila.

Muchas gracias, Colette.

A través del movimiento consciente, A. encontró formas de aliviar el dolor, pero también una manera distinta de afrontar su día a día.

Cuando tomas conciencia de cómo te sostienes, de cómo respiras y de cómo te mueves, empiezas a notar que la postura no solo influye en tu bienestar físico, sino también en tu actitud ante la vida. **Un cuerpo más libre permite una mente más ligera**.

La clave está en encontrar equilibrio: soltar lo que pesa, recuperar el espacio interno y permitir que el cuerpo recupere su alineación natural sin forzar. Cuando te mueves con consciencia, el cuerpo deja de ser una carga y se convierte en un apoyo. Y cuando la postura refleja estabilidad, la mente encuentra más calma, el cuerpo encuentra la fuerza sin tensiones de más…

No se trata de imponer una postura "correcta", se trata de descubrir la forma en la que puedes sostenerte con menos esfuerzo y más libertad.

EL CUERPO COMO GUÍA: ESCUCHA Y ATIENDE SUS SEÑALES PARA TU BIENESTAR

Tu cuerpo te pertenece, es tu responsabilidad... ¿Eres consciente de ello? ¿Te detienes a cuidarlo? ¿Cuánto tiempo pasas realmente escuchándolo?¿Le das lo que necesita?

Sin darnos cuenta, podemos quedar limitados en patrones de movimiento, de respiración, de tensión. **Tu cuerpo aprende de lo que le das y tiene una gran capacidad de adaptación:** si lo mantienes en una postura encorvada, la normaliza; si lo acostumbras a respirar superficialmente, lo acepta; si acumulas tensión en la mandíbula o en los hombros, lo convierte en parte de su rutina.Y con el tiempo, esos patrones se quedan grabados, a veces hasta el punto de generar molestias o dolores.

Sin embargo, también ocurre lo contrario: cuando empiezas a prestar atención, cuando tomas conciencia de lo que sucede dentro de ti, esos mismos patrones pueden transformarse. La CC es una herramienta que te permite reconocer lo que tu cuerpo hace automáticamente y decidir si quieres cambiarlo.

Porque el cuerpo no habla con palabras, pero se expresa con claridad. Lo hace a través de la respiración, de la tensión, del dolor. Nos proporciona una comunicación constante, aunque muchas veces esos mensajes pasan desapercibidos hasta que se hacen evidentes con molestias o limitaciones.

Cuando empiezas a prestarle atención, descubres que cada sensación tiene un significado. Una rigidez en la espalda puede hablar de una carga emocional que llevas sin darte cuenta. Una respiración entrecortada puede ser la manifestación de un estado de alerta. Un dolor recurrente puede ser la consecuencia de una postura que has mantenido durante años.

Este biofeedback del cuerpo es una guía muy útil. Si lo reconoces a tiempo, puedes prevenir problemas antes de que se conviertan en lesiones o estados crónicos. Y si ya existe una molestia, puedes aprender a gestionarla mejor, evitando que se convierta en una barrera para moverte con libertad.

Recuerdo el caso de una mujer con crisis asmáticas que había desarrollado un patrón tóxico de respiración. Su cuerpo se había acostumbrado a inhalar por la boca, lo que, con el tiempo, generó una hipersensibilización de su tracto respiratorio. Esto, sumado a la tensión acumulada en la musculatura accesoria de la respiración, la llevaba a episodios recurrentes de dificultad para respirar.

Cuando comenzó a tomar conciencia de su cuerpo, se dio cuenta de que cada vez que sentía ansiedad, además de acelerar su respiración, también tensaba los hombros y la mandíbula. En una sesión, después de comprender y ver con modelajes cómo funciona la respiración, empezó a prestar atención a cómo respiraba. Aprendió a soltar esa tensión en la sesión y experimentó una gran mejoría. Pudo inhalar y exhalar sin la sensación de ahogo que la acompañaba desde hacía años. El proceso no terminó ahí, pero ese momento fue una revelación. **Tomar conciencia de lo que hacemos sin darnos cuenta es el primer paso para cambiarlo.**

Y no olvidemos que el cuerpo también se expresa con las emociones. Por ello decimos "saltar de alegría", o en francés hay una expresión que dice "hacerse mala sangre" con la rabia, por ejemplo. Efectivamente, la rabia sostenida en el tiempo puede afectar al sistema nervioso, altera la producción de hormonas en sangre como el cortisol y tensa la musculatura del cuerpo. Puede reflejarse en los puños apretados, en la mandíbula rígida o en una respiración entrecortada que parece no llegar al fondo de los pulmones. En cambio, con la alegría la respiración se amplifica, el cuerpo puede parecer más ligero...

Pero, al igual que con la respiración, estos patrones emocionales pueden transformarse. Por ejemplo, cuando alargas la exhalación y permites que el diafragma se relaje, envías una señal al sistema nervioso de que puede desacelerar. Cuando sueltas la tensión de los hombros, el cerebro interpreta que ya no hay peligro y empieza a liberar la emoción acumulada

Cada emoción tiene una función, un propósito, una razón de ser. La rabia, por ejemplo, no es negativa en sí misma. Puede ser el impulso que te ayuda a poner límites, a defender tu espacio, a actuar con determinación. Pero cuando se queda atrapada, cuando no encuentra una vía saludable para expresarse, se convierte en una carga.

El cuerpo no separa lo emocional de lo físico: todo forma parte del mismo sistema. La CC no borra las emociones, pero sí te facilita "digerirlas". Cuando eres capaz de percibir cómo se manifiestan en tu cuerpo, puedes gestionarlas de una manera más constructiva. Puedes notar si una tensión ya no responde a una necesidad real, sino a un hábito. Puedes liberarla, aprender de ella, sin forzar, sin luchar contra ella.

No estoy hablando de problemas de salud mental en los que es necesaria ayuda de terapia psicológica o psiquiátrica, sino que, sentir el cuerpo con más claridad puede ser una forma de conocerte mejor. Puede ser un recurso terapéutico para el proceso de sanación en caso de necesidad.

Y **lo bueno es que la CC no tiene límites de edad**. Una mujer que ahora tiene 90 años, que traté porque le pusieron una prótesis de cadera y parecía entrar en un proceso de depresión profunda, ¡volvió a "florecer" llena de ánimo!. Está nadando cada día en verano, practicando yoga adaptado, clases de acuarela, participando en un programa de conversación para inmigrantes ... .¡¡¡Es de admirar el cambio y buena energía que ha conseguido!!!

También podemos ampliar "nuevos horizontes" con la CC aún teniendo una vida satisfactoria: el testimonio de C.

"Conozco un poco más los diferentes músculos, tejidos, huesos, órganos... porque nos enseñas dónde localizarlos, cómo funcionan y cómo podemos potenciarlos para mejorar la salud.

Me ha permitido establecer unas pautas de trabajo para realizar en casa, cuando voy al bosque, al mar o estando en el interior de un edificio o en situaciones de mi trabajo. Dicho de otra manera, he adquirido hábitos más sanos.

Me ha ayudado a profundizar a nivel práctico en conceptos de cómo estirar, tonificar, relajar, flexibilizar y saber lo que es exactamente.

Lo que experimento en sus sesiones son vivencias y emociones... que me han servido para canalizar mi vida interior y, consecuentemente, la exterior. Es un aprendizaje que sigue vivo y va más allá de las frases que puedo escribir."

Cuando involucras la percepción, la atención y la memoria corporal, empiezas a conectar con tu cuerpo de una manera más profunda. Si a esto le sumas la respiración consciente y el movimiento intencionado, facilitas un proceso poderoso: la neuroplasticidad, la capacidad del cerebro para reorganizarse, adaptarse y aprender nuevas formas de funcionar, de estar...

Este proceso no solo mejora la movilidad o la postura, también fortalece la resiliencia. **Un cuerpo que se siente libre y flexible ayuda a una mente que se adapta con mayor facilidad a los cambios y aprende de ellos.** Un cuerpo que respira con fluidez es el reflejo de una mente que encuentra más espacio para la calma.

Y este aprendizaje no termina en una sesión. Se traslada a la vida diaria, al trabajo, a la manera en que te mueves por el mundo, a cómo respondes ante el estrés, a cómo gestionas tus emociones.

Es un proceso en movimiento, un viaje de ida y vuelta entre lo interno y lo externo.

CONCIENCIA CORPORAL (CC): UNA HERRAMIENTA PARA VIVIR MEJOR

La CC, más que una técnica, puede llegar a ser una forma de vida. Cada pequeño ajuste que haces en tu postura, cada respiración que tomas con atención, cada vez que sueltas una tensión innecesaria, estás enviando un mensaje a tu cuerpo:"te escucho". Y cuando lo escuchas, y respondes a su necesidad viene la gratitud, la aceptación, y la superación.

Este proceso no es algo que se logre en un solo día, pero tampoco requiere grandes cambios para empezar a notarlo. Bastan pequeños momentos de conciencia diaria para transformar la manera en que te sostienes, te mueves y te sientes. **La CC te va llenando de presencia y conexión.**

Por este motivo, me gustaría invitarte a realizar un breve test que te permitirá visualizar claramente en qué punto de conciencia corporal te encuentras. Creo que puede serte de ayuda para avanzar.

https://esc.anea.me/cmb_15

Tu cuerpo está ahí, en cada experiencia. La pregunta es ¿cómo quieres estar tú con él?

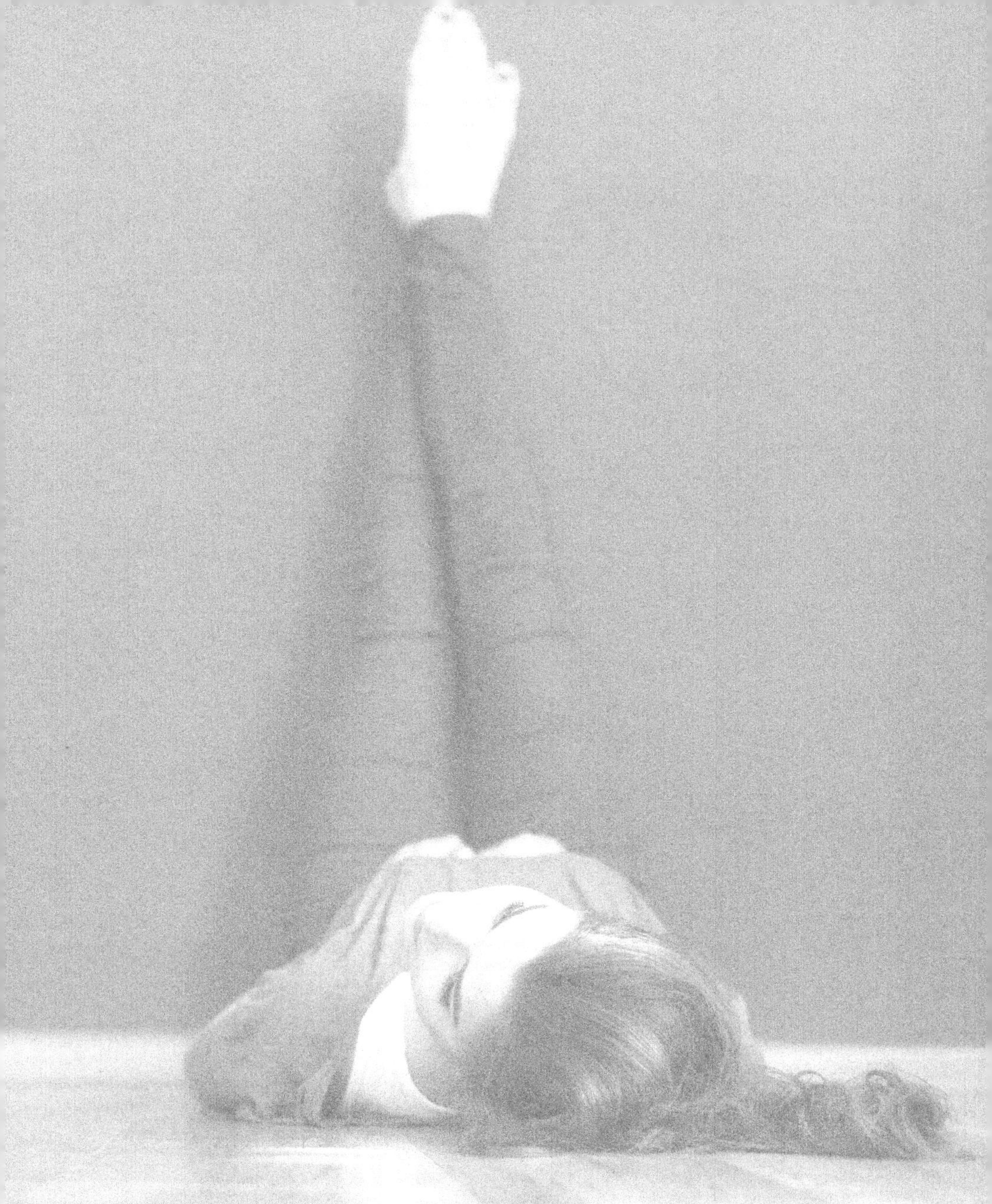

Capítulo 3

CÓMO PRACTICAR LA CONCIENCIA CORPORAL

"Conocerse a uno mismo es el principio de toda sabiduría".
Aristóteles

Para practicar la CC no hace falta que adoptes posturas complejas ni que aprendas movimientos nuevos desde el primer día. Lo esencial es empezar desde lo más simple: detenerte, crear un espacio para ti, y ponerte en contacto con lo que ocurre dentro de tu cuerpo, sin prisa y con atención.

El primer paso puede ser tan sencillo como tumbarte en el suelo sobre una esterilla fina, lo suficiente para no enfriarte, pero sin perder el contacto directo con la firmeza del suelo. Esa base estable, lisa y neutra te ofrece información. **Cuando estás tumbado/a en una superficie dura, percibes tu estructura ósea de una manera más clara**. Desde ahí, puedes empezar a notar qué partes están más presentes, cuáles tocan el suelo y cuáles no, cuáles pesan más, si hay asimetrías...

La ropa también importa. Elige prendas cómodas, suaves, naturales que acompañen tus movimientos sin apretar ni estorbar. El ambiente que sea cálido pues la temperatura corporal baja cuando nos relajamos.

Puedes comenzar **cerrando los ojos** y observar tu respiración. Sin modificarla. Date cuenta de cómo entra y cómo sale el aire, en qué parte del cuerpo lo notas más, si hay zonas más inmóviles, si el movimiento de la respiración se expande en el abdomen, en el pecho, o si sube rápido y se va enseguida. Si hay movimiento en la columna, en la pelvis... **La CC comienza ahí: al sentir**.

¿Tus hombros están apoyados con igual peso? ¿La cabeza cae más hacia un lado? ¿La zona lumbar tiene contacto con el suelo o queda suspendida? Estas preguntas no buscan corregir nada, solo darte pistas. Lo importante no es que tu cuerpo esté "bien" según una idea externa, sino que te dejes guiar por él, para saber qué necesita.

LA PERCEPCIÓN CONSCIENTE QUE TE ACERCA A TI: EXTEROCEPCIÓN, INTEROCEPCIÓN Y PROPIOCEPCIÓN

A lo largo de la práctica empezarás a distinguir distintas formas de sentirte.

Como leíste antes, por un lado está la exterocepción, que es la capacidad de captar la información que llega de los sentidos. En estado de quietud se suele percibir más claramente: los puntos de apoyo, si son iguales de un lado o del otro, como estás alineado/a... Con la interocepción sentirás más allá de lo que imaginas la respiración. Pueden asomar estados emocionales, satisfacción, serenidad, nerviosismo o una inquietud difícil de nombrar. Todo eso forma parte de tu experiencia. La respiración, la temperatura corporal, frecuencia cardíaca... todo ello, conforma la interocepción. Por otro lado, está la propiocepción, ese sentido interno que te permite saber en qué posición está tu cuerpo, incluso con los ojos cerrados. Es la capacidad de saber, por ejemplo, cómo están colocados tus brazos o que movimiento haces con tu pierna sintiendo su trayectoria sin necesidad de mirarlo.

Es como encender luces dentro de ti para ubicarte mejor en el espacio, tener la respiración más presente... Eso tendrá un impacto directo en cómo te sostienes, cómo te mueves, e incluso en cómo respondes ante las situaciones cotidianas.

SENTIR DESDE DENTRO: LAS PUERTAS DE ENTRADA A TU CONCIENCIA CORPORAL

Al cerrar los ojos aumenta el número de neuronas que van al ritmo de ondas alfa (la neurocientífica Nazareth Castellanos lo explica muy bien en su libro "El espejo del cerebro"), permitiendo entrar en un estado de calma. Se puede llegar a una relajación consciente, atenta y calmada.

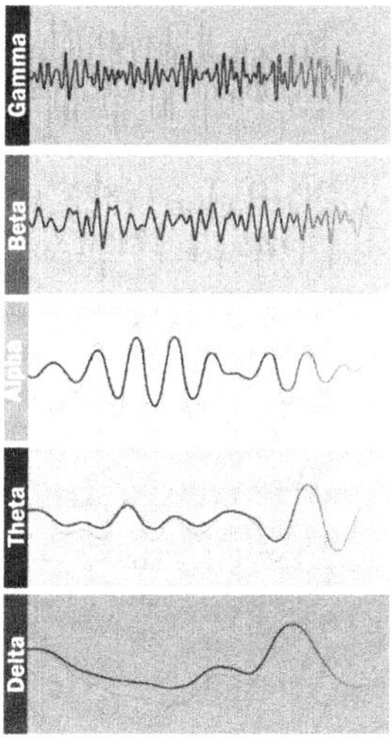

Ondas Gamma (30 - 100 Hz): Las de mayor frecuencia. Asociadas con el procesamiento rápido de información, memoria, aprendizaje y atención elevada.

Ondas Beta (13 - 30 Hz): Aparecen durante la concentración y la actividad mental intensa, como resolver problemas o analizar información. También se vinculan con el estrés y la ansiedad.

Ondas Alpha (8 - 13 Hz): Asociadas con un estado relajado pero consciente, como en la meditación ligera o cuando te concentras en tareas simples. Relacionadas con la calma mental y concentración.

Ondas Theta (4 - 8 Hz): Aparecen en estados de relajación profunda, meditación ligera y creatividad. Se experimentan durante el sueño ligero. Relacionadas con la intuición y la imaginación.

Ondas Delta (0.5 - 4 Hz): Relacionadas con el sueño profundo y la regeneración del cuerpo.

Cuando se consigue amplificar este ritmo neuronal alfa, la concentración aumenta, el enfoque en las sensaciones corporales se hace más evidente: la del peso, de la temperatura, de la respiración, del corazón, de las vísceras... Y si se alcanza un estado de serenidad, se reduce el estrés, se estimula la creatividad y aparece una mayor claridad mental. En este punto, el camino hacia la **introspección** se vuelve más accesible. Por ello, la conciencia corporal puede ser un gran recurso para terapias psicocorporales.

La introspección nos conecta con nuestra vida interior: pensamientos, deseos, comportamientos, motivaciones, creencias... La autoobservación puede ayudar a conocerse mejor, a tomar decisiones más alineadas con uno mismo. Nos ayuda a cuidar nuestra salud y bienestar de manera integral.

En las sesiones de conciencia corporal no se trata de que alguien te diga qué deberías sentir. No hay órdenes, no hay correcciones impuestas. Solo preguntas. Preguntas para despertar tu atención: "¿Qué se mueve cuando respiras? ¿Notas el contacto de tus hombros con el suelo? ¿Tu brazo descansa o lo sostienes? ¿Hay peso en la pelvis?¿Te dejas llevar por los pensamientos?..."

Las respuestas a estas preguntas son para ti, no hace falta decirlas en voz alta. La finalidad no es que tu cuerpo se adapte a una forma ideal, sino que te encuentres a ti mismo en el estado en que estás.Y si hoy sientes el cuerpo más tenso de lo que pensabas, también está bien. **Reconocerlo es el primer paso para cambiarlo**. Ocurre muchas veces que desde fuera se ve una postura rígida, tensionada, pero la persona lo tiene tan normalizado que no se da cuenta. Cuando lo descubre, empieza la transformación.

REDIBUJAR TU ESQUEMA CORPORAL: CUANDO EL CUERPO APRENDE A RECONOCERSE

A lo largo de una sesión puedes notar cambios. Quizá termines un estiramiento y tengas la sensación de que una pierna es más larga que la otra, o que tu pecho está más abierto, o simplemente que tu respiración es más amplia. Esos cambios son fruto de la atención que has puesto en ti. **Y para que se mantengan, es necesario darles tiempo para integrarse**.

Cuando estiras un músculo con consciencia, cuando sientes cómo se alarga, cómo cede, cómo cambia su tono, el cerebro registra esa nueva información. Si le das tiempo, la incorpora a la memoria corporal, a su mapa interno.

Ese mapa se llama esquema corporal, y se va construyendo a lo largo de toda la vida. Cuanto más precisa es tu percepción, más afinado se vuelve ese esquema. Y eso se traduce en movimientos más eficientes, posturas más sostenibles y un cuerpo más disponible.

Tú tienes una idea de ti mismo. No es algo que pienses todo el tiempo, pero está ahí. Es lo que te dice cómo te colocas en el espacio, cómo te sientes cuando estás de pie, cómo percibes tu equilibrio. Esa idea está construida por lo que has vivido, lo que has repetido, lo que has sentido y por cómo tu cuerpo se ha ido organizando con el tiempo.

Este mapa interno tu cerebro lo va actualizando. Con la conciencia corporal puedes ir revisándolo y afinándolo con más precisión.

Por ejemplo, si hay una escoliosis —curvatura con torsión de la columna—, es probable que la referencia de "rectitud" esté marcada por esa curva. Cuando se empieza a trabajar para flexibilizar y alinear la columna, el cuerpo puede quedar desorientado: sus referencias van modificándose a medida que la alineación se acerca al eje. **El cuerpo necesita tiempo para reajustar esa referencia y que quede integrada en la memoria corporal**. Como cuando giras el timón de un barco para cambiar de rumbo, requiere un momento para reajustar el nuevo rumbo.

Hay personas que caminan con los pies abiertos hacia fuera durante tanto tiempo que esa posición se convierte en su "adelante". Cuando colocan los pies paralelos, sienten que están torcidos hacia dentro. Y ahí entra el proceso de integración: se verifica visualmente que los pies estén paralelos, se cierran los ojos, y se le da tiempo al cerebro para que integre una nueva referencia. Internamente se le comunica: "Aquí, en esta posición, los pies están realmente paralelos", descubriendo qué cambios produce en el resto del cuerpo esta nueva colocación. **Se repite. Se siente. Se registra y se integra**.

Esta transformación ocurre con la práctica, la percepción y la integración, porque el cerebro, gracias a su capacidad de cambio —la **neuroplasticidad**—, puede construir nuevas conexiones. Ramón y Cajal, premio Nobel de Medicina, dijo una frase que nos puede inspirar: "Todo ser humano, si se lo propone, puede ser escultor de su propio cerebro".

No se refería sólo al pensamiento, sino también a la manera en que el cuerpo se organiza, se percibe, se adapta. **Tus movimientos,**

tus posturas, tu respiración... todo eso modela tu sistema nervioso. Y tú puedes formar parte activa de ese proceso.

A veces, lo que marca la diferencia en este camino es una frase, una mirada, una creencia que te acompaña. En mi caso, recuerdo un día que estaba sentada en la cama junto a mi madre, con apenas nueve o diez años. Me dijo algo que se me quedó grabado para siempre:

"Tu cuerpo es como tu casa. Si lo cuidas, estarás en un hogar confortable... y podrás moldearlo a tu gusto". A mí me motivó muchísimo. Ser dueña de mi cuerpo desde el respeto, la confianza de que más allá de la genética y los obstáculos, el cuerpo no es un molde cerrado. Aunque ahora sí puedo ver límites, no deja de ser un espacio vivo, moldeable, sensible. **Puedes transformarlo, no desde la exigencia, sino desde la atención y el cuidado.**

Testimonio de T.

"Para mí estas sesiones son un regalo. Una forma de cuidar mi cuerpo y conocerlo mejor. Las explicaciones sobre anatomía que nos das me permiten entrar y comprender mejor las partes de mi cuerpo.

Los ejercicios van en profundidad y llegan a rincones que no sabía que tenía. Maravilloso el acompañamiento tuyo, Colette, sabes lo que cada uno necesita y me ayudas con suavidad, cómo mantener la conexión con mi propio cuerpo y con todo mi ser.

Son unos momentos de cuidado de calidad, acompañamiento y presencia que valoro muchísimo. Muchas gracias por SER."

Las palabras de T. reflejan lo que ocurre cuando te permites ir más allá del gesto mecánico, cuando decides cuidarte desde la consciencia, no desde la prisa. Descubres zonas que antes parecían dormidas, y no solo en el cuerpo, también en el ánimo, en la conexión contigo.

La guía en este tipo de trabajo no va por el camino de "hacerlo bien" o de "hacer más", sino de sentir. Es un proceso que te regala calidad de presencia, donde cada respiración, cada ajuste, cada percepción, se convierte en parte de tu propio aprendizaje.

Al cerrar los ojos, abres otra "mirada". Si no juzga, no exige y es con respeto; cada sesión, cada momento de atención, puedes reconstruir el vínculo con tu cuerpo, con lo que sientes y con lo que eres.

UN MOVIMIENTO SUTIL QUE TRANSFORMA TU POSTURA

Tu respiración no solo provoca el entrar y salir del aire. También empuja, expande, acomoda, moviliza. **El diafragma se desplaza dentro de ti. Su movimiento crea cambios de presiones en tu interior**.

Cuando respiras, tu columna se puede mover. A veces lo hace con fluidez, como una ola que recorre el eje central del cuerpo. Otras veces, lo hace con más dificultad o no se mueve si hay rigidez acumulada, o tensiones.

Observar esto puede ser una de las formas más potentes de empezar a practicar la CC. Prueba a tumbarte o sentarte, y simplemente notar:

- ¿Se mueve tu columna cuando respiras?
- ¿Dónde sientes más libertad de movimiento?
- ¿Dónde hay más bloqueo?
- ¿Inhalas sin esfuerzo?
- ¿Notas si haces una pausa después de inhalar? ¿Y después de exhalar?
- ¿La salida del aire es fluida?

Estas pequeñas exploraciones son puertas abiertas al autoconocimiento. Puedes cronometrar cuánto tiempo dura tu respiración sin cambiar nada, solo por curiosidad. Conocer tus ritmos internos es una forma de escucharte.

Muchas veces se habla de respirar "profundo" o de "llevar el aire al abdomen", pero conviene hacer un matiz importante: el aire no baja al abdomen. El aire entra en los pulmones, y estos están dentro de la caja torácica. Lo que ocurre cuando respiras profundamente es que el diafragma empuja el contenido abdominal y lo moviliza.

Ese descenso no pasa desapercibido. Empuja a las vísceras hacia abajo, y estas, al ser blandas y móviles, ceden. El abdomen, que es como una cavidad elástica, se adapta a esa presión y cambia de forma: se abomba hacia adelante, como si se hinchara. Pero el aire no va ahí.

Si en lugar de dejar que ese empuje se dirija solo hacia el frente, puedes contener suavemente la parte anterior del abdomen con tus músculos y esa presión cambia de dirección. El movimiento se redirige hacia atrás y esa presión puede ayudar a crear más espacio en tu zona lumbar.

Sí, con tu respiración puedes colaborar a descomprimir tu columna. O equilibrar asimetrías tanto en la caja torácica como en la zona lumbar, o movilizar las vísceras abdominales, o sincronizarla con el suelo pélvico....

Así, respirar no es solo inflar el pecho hacia adelante. La caja torácica tiene una movilidad mucho más amplia de lo que solemos usar. Al contraerse el diafragma, podemos generar una expansión en varias direcciones: adelante, sí, pero también hacia los lados, hacia abajo, hacia arriba y hacia atrás.

Algunas personas, con práctica, llegan a movilizar un solo lado de la caja torácica, o a distinguir entre la parte alta, media y baja del tórax. Esto no requiere tan sólo un esfuerzo físico, sino una escucha refinada, cultivada con tiempo, paciencia y curiosidad.

Los músculos intercostales también participan en esta danza. Se activan para facilitar que las costillas se abran y se cierren como un acordeón. Todo ese movimiento, aunque a menudo imperceptible desde fuera, es parte del paisaje interno de tu respiración.

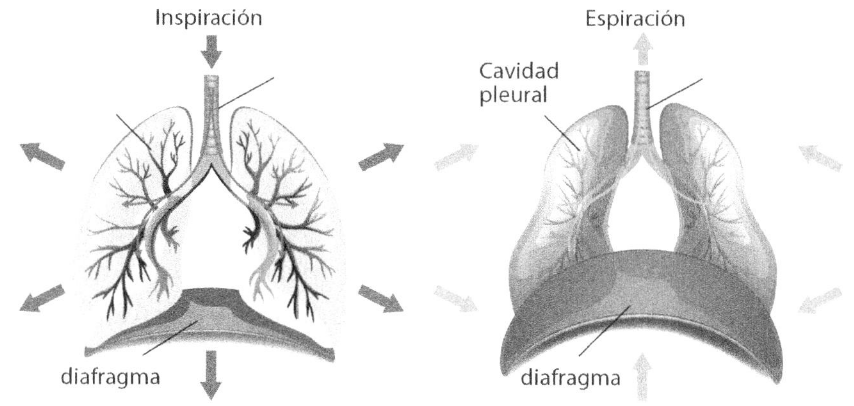

1. Descenso del diafragma (contracción)
2. Aumento del volumen pulmonar.
3. Entrada de aire

1. Ascenso del diafragma (relajación)
2. Disminución del volumen pulmonar.
3. Salida de aire

Volviendo a la columna, lo más sorprendente es que algo tan sutil como tu respiración puede cambiar la forma en que la sientes y la manera en que la usas. A través del movimiento que genera, puedes flexibilizar zonas rígidas, soltar tensiones innecesarias o simplemente registrar cómo estás hoy.

Y si esa respiración es consciente, si te das el tiempo para observarla y acompañarla, tu cuerpo aprende. Integra nuevas formas de moverse, de sostenerse, de colocarse, de relacionarse…

La historia de S.

S. llegó buscando alivio. Llevaba tiempo atrapada en un ciclo de respiraciones cortas y una sensación constante de que el aire no le llegaba. Lo describía como si el oxígeno quedara siempre a medio camino, como si su cuerpo se olvidara de cómo respirar profundo. Esa opresión no era solo física; también le apretaba por dentro, en su forma de moverse, de hablar, de vivir.

Padecía crisis asmáticas. Y como ocurre tantas veces, lo que su cuerpo había aprendido como un mecanismo de defensa, se había convertido en un hábito que limitaba más de lo que protegía.

Durante nuestras sesiones, fue descubriendo algo que no había notado: su diafragma no terminaba de relajarse. Era como si permaneciera siempre en alerta, sostenido en una posición más propia de quien está por huir que de quien quiere descansar. Esa retracción constante impedía que el aire saliera del todo, y si no hay salida completa... tampoco hay espacio real para una nueva entrada de aire.

Lo primero fue cambiar la actitud sobre la respiración. En lugar de forzar la entrada del aire, comenzó a dejar salir todo el aire posible aunque sin forzar. Seguidamente, cerró la boca y empezó a dejar entrar el aire solo por la nariz, algo que al principio le resultaba difícil y extraño pues estaba acostumbrada a respirar por la boca lo que le exigía más esfuerzo y le provocaba molestias de irritación en el tracto respiratorio, incluso dolores de cabeza.

Al cerrar los ojos y la boca, algo empezó a cambiar. Para que entrara el aire puso la intención en el diafragma, sin esfuerzo, sin tensión en la nariz ni las vías respiratorias altas, sin prisas ni pensar en cómo "coger" el aire. Solo ponía su atención en el diafragma, y en cómo ese músculo podía moverse más libremente si ella no lo entorpecía con exigencias innecesarias.

Fue aprendiendo a relajar los músculos de la cara, del cuello, de las vías respiratorias altas. Soltó la idea de que le faltaba aire y empezó a respirar sintiendo que el cuerpo, cuando se le permite, sabe cómo moverse desde dentro con inteligencia propia y eficacia.

Ese día, al terminar la sesión, S. se incorporó con una expresión distinta. Se quedó sentada unos segundos, sin hablar. Y luego dijo, con una mezcla de sorpresa y ternura: "Me siento como otra persona." Había experimentado una pausa verdadera, como no había experimentado antes, esa que te vacía del ruido y te deja espacio para estar contigo. Su cuerpo había bajado de velocidad, su respiración se había alargado, su mente también. Incluso su voz había cambiado: más pausada, más melódica, como si hubiera encontrado un nuevo ritmo interior.

Cambiar un patrón respiratorio lleva tiempo. No se trata de forzar un cambio radical, sino de ir creando nuevas huellas, poco a poco. Y S. lo está haciendo. Con práctica, paciencia y atención, su cuerpo empieza a registrar nuevas formas de respirar y de moverse por el mundo.

Porque no solo respiramos para vivir. La respiración nos puede permitir vivir mejor. Cuando tu respiración se vuelve más libre, todo tu cuerpo lo agradece. Tus movimientos se suavizan. Tus pensamientos se aquietan. Tu energía cambia.

TUS PUNTOS DE APOYO: DONDE EMPIEZA EL ENCUENTRO CONTIGO MISMO

Practicar la CC es, también, aprender a recibir el soporte. No solo en sentido simbólico, sino literal: ¿dónde se apoya tu cuerpo? ¿Qué zonas hacen contacto con el suelo, con la silla, con el aire? El cuerpo lo sabe. Y cuando tú prestas atención, también lo empiezas a notar.

El suelo puede ser un gran aliado. Tumbado boca arriba, sobre una esterilla fina, ese contacto firme te ofrece una referencia clara. Ahí, los puntos de apoyo se vuelven más evidentes: la pelvis, el sacro, las costillas, la espalda, los talones… todo te informa de cómo estás organizado internamente.

Si estás leyendo sentada/o puede ser un buen comienzo. Basta con sentir el peso que recae sobre tus isquiones, esos dos huesos en la parte baja de la pelvis, redondeados como si la naturaleza te hubiese dado pequeñas bases móviles para que puedas balancearte sin rigidez. Desde ahí, tu cuerpo puede oscilar, respirar, encontrar su centro, su equilibrio.

Pero si buscas una postura aún más relajada para empezar, puedes probar lo siguiente:

Túmbate en el suelo, boca arriba, con una manta o una esterilla fina. Luego, eleva tus piernas y apóyalas sobre un sofá, un taburete o un cojín grande. Lo importante es que queden en triple flexión, formando un ángulo recto entre tus caderas, tus rodillas y tus tobillos. Esa posición facilita que tu musculatura posterior se relaje y te invita a soltar sin esfuerzo.

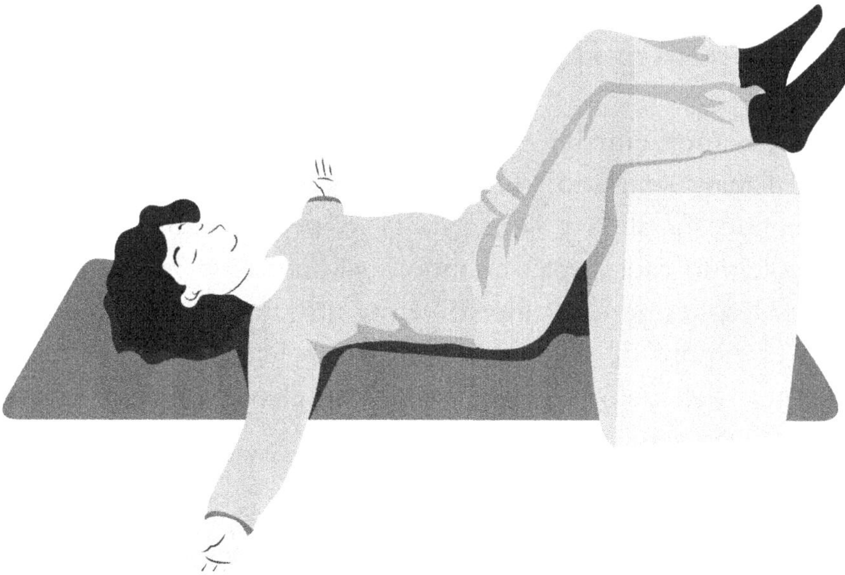

Este gesto, tan sencillo, cerrando los ojos ya pone en marcha el proceso.

Hay materiales que pueden acompañarte en esta práctica como facilitadores. Uno de los mejores, sobre todo en épocas frías, es un saquito de trigo. Se trata de una bolsa alargada, delgada, rellena de trigo (a veces también tiene lavanda), que se calienta uno o dos minutos en el microondas y se coloca directamente sobre la esterilla, a lo largo del suelo. Después, colocas tu columna encima.

No hay que hacer nada más que tumbarse, cerrar los ojos y dejar que el cuerpo se amolde al saquito de trigo. Como si tu espalda fuera de plastilina y poco a poco fuera cediendo, relajándose, adaptándose al saquito. El calor penetra suavemente ayudando a relajar la musculatura y los músculos ceden, el peso se distribuye. La caja torácica se abre...

En ese momento, la respiración se vuelve un gran recurso para "allanar el camino". Dejando que el aire entre por la nariz, atendiendo su salida y con cada ciclo, permite que tu espalda vaya soltando cada capa, soltando cualquier tensión que pueda haber. Después de unos diez o veinte minutos en esta posición, retira el saquito de trigo para que la espalda vuelva a sentir la referencia del suelo... ¿El contacto con el suelo ha cambiado? ¿Hay más espacio en tu columna?

Otro recurso que puede ayudarte en este camino son las pelotas. Si estás empezando, puedes usar una del tamaño de una pelota de tenis, aunque más blanda, idealmente con pequeños pinchitos. Estas se encuentran fácilmente en ortopedias, tiendas deportivas o incluso en tiendas para animales o las que venden de todo.

Colocas la pelota en la zona entre el cuello y los hombros ya que suele estar cargada al usar los brazos y sobre todo con el uso constante de pantallas. No sobre el hueso sino sobre la zona muscular entre el cuello y el hombro, estando tumbado e incluso se puede hacer de pie, en una pared. El objetivo no es que duela, sino amoldarse a la forma de la pelota relajando los músculos para que se adapten con suavidad a la forma de la pelota...

Algunas personas sienten una ligera molestia, otras alivio o sorpresa. Es revelador, pues descubres cuánta tensión hay y qué capacidad tienes de relajarte. **Lo importante es lo que tu sientes.** La pelota te ofrece un punto de contacto, un lugar donde llevar tu atención, tu respiración y como el músculo tiene que adaptarse a la forma de la pelota, se va alargando dando un estiramiento y la oportunidad de soltarse. Cuando sientas que es suficiente, quitas la pelota y siente el efecto. ¿Hay más espacio entre tus orejas y tus hombros? ¿Sientes el movimiento de tu respiración en esta zona?...**Date un momento para integrar en tu memoria corporal, las sensaciones que para ti sean buenas.**

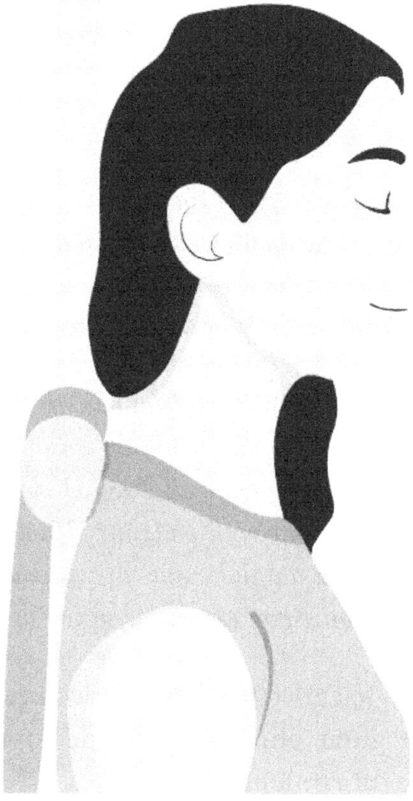

Cada punto de apoyo, cada herramienta, cada momento de pausa es una oportunidad para volver a ti. Tu cuerpo solo necesita condiciones adecuadas: un suelo firme, una temperatura que te acoja, un soporte que invite a soltar.

Testimonio de N.

No hace falta ir lejos para volver a ti. A veces, lo que más transforma está más cerca de lo que crees. Así lo expresa N. con honestidad y sensibilidad:

"Para mí, el trabajo con Colette es sobre todo para dedicarme un tiempo a coger conciencia de mi propio cuerpo y disfrutarlo. He ido descubriendo articulaciones que no tenía muy en cuenta o aprendido nuevas maneras de enfocar movimientos que hacía demasiado inconscientemente.

En sus sesiones tiene muy en cuenta el entorno, en invierno es cálido y en verano fresco y ventilado. Crea herramientas geniales a partir de materiales sencillos o reciclados como por ejemplo tubos de foam que son para aislar en la construcción y lo usa para relajar los paravertebrales.

Siempre tiene materiales nuevos dentro de sus 'bolsas mágicas' y nuevas propuestas para destensar rigideces, liberar tensiones o fortalecer articulaciones más débiles. Claramente, predica con el ejemplo y tiene un cuerpo ligero, esbelto y elástico como una bailarina. Para redondearlo, te propone los ejercicios con una voz tan dulce que a veces te abandonas totalmente y 'viajas a mundos desconocidos' en vez de seguir sus propuestas."

No necesitas hacerlo perfecto. Solo necesitas entregarte al proceso, dejarte guiar por la escucha de tu cuerpo y permitirte disfrutar del descubrimiento.

Quizás al principio necesites una voz que te acompañe pero con el tiempo, sólo con un tubo de foam, una pelota,... o incluso sin material, sólo tú. Con tu atención puesta en lo que sientes y tu respiración. Esa es la fórmula. Así, poco a poco, se destensan los nudos, se sueltan las prisas, y aparecen nuevas formas de estar.

En las sesiones a domicilio, utilizo material que hay en la propia casa. De hecho, con algo sencillo podemos conseguir grandes cambios según cómo se haga...

Porque al final, todo lo que necesitas para empezar a transformar está al alcance de tu cuerpo. Solo tienes que darte permiso.

EXPLORAR TU CUERPO

Llegar al fondo de ti no es una carrera. Es un viaje lento, como quien recorre una casa en penumbra encendiendo luces, una a una. Y lo maravilloso es que tu cuerpo se deja conocer si te acercas con atención, con tiempo, con presencia, con respeto.

El cuerpo está hecho por capas. Empezamos por la superficie, pero si sabes quedarte, si sostienes la escucha, accedes a lo más profundo. La estructura ósea está ahí, al fondo, como los cimientos. Encima, las cápsulas articulares, ligamentos, los tendones, los músculos, las fascias, los órganos, el sistema vascular... Todo está conectado. Todo responde. A veces es por medio de una lesión cuando lo notas con más claridad, pero también puedes descubrirlo sin necesidad de dolor: simplemente observando cómo tu cuerpo va soltando, centímetro a centímetro, capa por capa... Con práctica, incluso puedes distinguir si una molestia proviene del músculo o de un ligamento. No hace falta que hayan pasado décadas. Basta con que te abras a sentir. Con que practiques. Con que estés.

No se trata de tener una experiencia extraordinaria, sino de vivir lo cotidiano con más profundidad. Lo más transformador suele llegar sin grandes gestos. Como cuando te das cuenta, por primera vez, de que puedes sentir tus intestinos moverse, o que el suelo pélvico responde cuando lo activas, o que puedes dirigir el movimiento de tu respiración a otras partes del cuerpo a las que ni siquiera pensabas que llegaría...

A veces, los momentos más sutiles son los que más revelan. No hace mucho, al final de una clase, con el grupo ya de pie, propuse cerrar los ojos y buscar una sonrisa interna. No una sonrisa externa, sino un gesto amable hacia uno mismo. Un gesto de afecto silencioso, sin expectativa.

Y ocurrió algo hermoso: al sonreír, muchos notaron que la respiración nasal se volvía más fluida. Más fácil. Más libre. Más amplia. Porque cuando sonríes, se abren más las fosas nasales, y el aire encuentra más espacio para entrar.

El cuerpo no es una estructura rígida. El cráneo tampoco lo es. Todo vibra, todo se mueve, todo responde. Incluso una sonrisa puede ayudarte a respirar mejor y a modificar tu estado interno.

Con cada práctica, puedes acceder a nuevas capas. Puedes descubrir espacios que no sabías que podías acceder. A veces incluso, como me dijeron en una clase, sientes que estás desempolvando rincones que llevaban tiempo sin "airear".

Eso es practicar CC: una forma de volver a ti desde lo más profundo, con respeto, con curiosidad, con presencia, con amabilidad. Y cuando te das ese tiempo, aunque sea unos minutos al día, tu cuerpo responde.

Mejora tu salud física, sí. Pero también influye en cómo piensas, en cómo sientes, en cómo te relacionas. Porque cuando tú te escuchas, escuchas mejor a los demás. Te cuidas mejor y también puedes atender mejor a los demás. Cuando te mueves con más libertad, respiras diferente. Y cuando respiras diferente, tu forma de estar en el mundo también se transforma.

Capítulo 4

LA RESPIRACIÓN CONSCIENTE

"La respiración consciente es una forma de liberar el pasado y conectar con el momento presente".
Eckhart Tolle

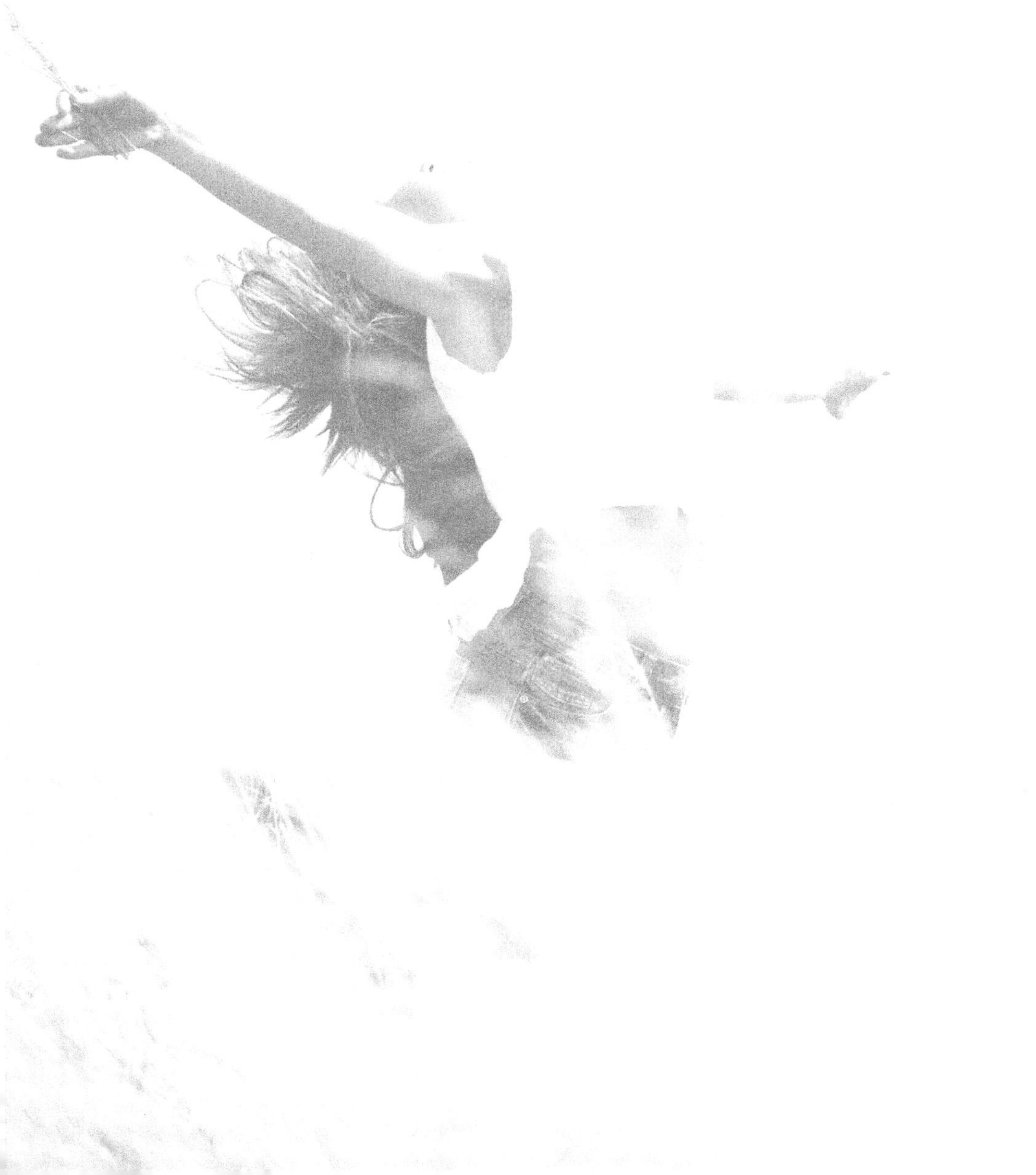

La respiración: ese acto imprescindible que sostiene nuestra existencia. Respiramos miles de veces al día sin darnos cuenta, sin pensar en ello. Sin embargo, **este gesto tan sencillo, tan automático, es una de las herramientas más poderosas que tenemos para transformar nuestro bienestar físico, mental y emocional.**

Respirar es vivir. Pero ¿qué sucede cuando tomamos consciencia de esa vida que fluye dentro de nosotros con cada inhalación, con cada exhalación? Lo que parecía mecánico se convierte en un ritual íntimo, un puente entre nuestro cuerpo y nuestra conciencia, una puerta abierta al presente.

Mientras lees estas líneas... estás respirando.

Tal vez ya no lo haces de manera inconsciente. Tal vez ahora te has detenido un momento a sentir cómo entra el aire por tu nariz, cómo se expande el pecho o se mueve tu abdomen. Tal vez te das cuenta de que estabas conteniendo el aliento sin saberlo. Ese es el poder de la atención: nos devuelve al cuerpo, a lo esencial, a lo verdadero.

MECANISMO DE LA RESPIRACIÓN

La respiración tiene una importancia vital. Sin respiración, no hay vida. Nuestro sistema nervioso autónomo se encarga de que sigamos respirando incluso cuando dormimos, cuando estamos absortos... Sin embargo, también tenemos la capacidad de intervenir, de controlarla, de regular nuestra energía a través de la respiración. Aunque sea por breves instantes o con ciertos límites.

Si estás con poca energía, acelerar la respiración estimula el sistema nervioso simpático y te activa. Si estás estresado, respira profundo y lento durante unos diez minutos para activar el sistema parasimpático, que te calmará.

Cuando lo hacemos —cuando decidimos respirar con plena atención—, el cuerpo responde con gratitud. En nuestra sociedad, que va más bien acelerada y donde la respiración se acorta, dedicarle tiempo para alargarla es un regalo. Los músculos se relajan, la mente se serena, el corazón se acompasa. O incluso, para ganar fuerza, tiene una importancia crucial. Hasta podemos modificar los estados de conciencia a través de la respiración. No es magia, es biología en su forma más sabia.

El gran protagonista de este proceso es el músculo diafragma. Ese músculo silencioso, con forma de cúpula, separa la cavidad torácica de la abdominal de manera hermética. Su movimiento no solo permite que el aire entre y salga: también masajea, empuja, libera, conecta. Al inspirar, el diafragma se contrae y desciende, empujando la cavidad abdominal y creando una presión negativa en la cavidad torácica que atrae el aire hacia los pulmones. Al exhalar, se relaja y asciende, expulsando el aire con lo que ya no necesitamos y liberando presión en el abdomen y suelo pélvico, generando lo que se conoce como una hipopresión. Momento ideal para trabajar la activación suave del suelo pélvico.

En el capítulo 2, pudiste ver este movimiento en acción. Y aunque verlo ayuda, sentirlo es otra cosa. Es entrar en contacto con un ritmo vital que siempre ha estado ahí, pero que rara vez escuchamos. Sentir el diafragma moverse... es sentirnos vivos.

Y si a eso le sumamos la atención y conciencia de lo que realmente está ocurriendo —que al inspirar nos estamos nutriendo de oxígeno, de energía, de vida, y que al exhalar nos deshacemos del dióxido de carbono, de la tensión—, si le añadimos una pausa, sin forzar, entre la inspiración y la exhalación, optimizamos todo el proceso conocido como **respiración interna** (intercambio de sustancias entre los alvéolos y los vasos sanguíneos). Entonces, ese gesto automático se transforma en un acto sagrado para nuestra vida.

Cada respiración consciente es una oportunidad para estar presente, para sentir nuestro cuerpo. Y si esa respiración, además, es pausada, tranquila, profunda, entonces no solo se oxigena mejor... también trae calma, nos equilibra, nos armoniza.

Aunque hay técnicas de respiración consciente que se usa puntualmente la respiración por la boca según el efecto que se busca; **la respiración por la nariz es la que filtra el aire, lo dosifica regulando mejor la entrada del aire, humedece y calienta de manera que llega a los pulmones en estado óptimo y evita irritar las vías respiratorias altas.**

BENEFICIOS DE LA RESPIRACIÓN CONSCIENTE

Cuando respiramos de forma consciente, algo cambia profundamente en nuestro interior. No es solo una sensación de calma: es una transformación que atraviesa todo el cuerpo. Esta actividad respiratoria se vuelve medicina, y el gesto de inhalar y exhalar deja de ser mecánico para convertirse en un recurso vital al que podemos acudir en cualquier momento.

Con cada respiración profunda, llevamos oxígeno a todos los rincones del cuerpo. Los tejidos se nutren mejor, el cerebro se aclara, los latidos se vuelven más suaves. Es como si el cuerpo dijera: "Gracias por cuidarme".

La capacidad respiratoria, que muchas veces se ve reducida por el estrés, el sedentarismo o la tensión emocional, comienza a expandirse. Respirar profundamente es como abrir una ventana en una habitación cerrada: permite que entre la vida, que fluya la energía.

Una exhalación pausada tiene el poder de desbloquear tensiones o disminuir el estrés mantenido, equilibrando el sistema nervioso autónomo.

Una manera sencilla de iniciarse en la respiración consciente es contar mentalmente: cuatro segundos para inhalar, cuatro segundos para exhalar, y una breve pausa entre ambos. Esta cadencia ayuda a regular el ritmo con un patrón repetitivo, ordenado y predecible que permite sincronizar la respiración con el sistema cardiovascular, endocrino y nervioso, además de anclar la atención. De hecho, se conoce como coherencia cruzada, que hace referencia a la coherencia psicofisiológica.

Como hemos visto, la respiración consciente tiene un impacto directo en nuestro corazón. En personas con presión alta o ansiedad, una práctica constante puede generar cambios evidentes: la tensión arterial baja, el pulso se regula, la persona se siente más conectada consigo misma. Si te interesa, te animo a conocer y explorar la técnica de **la respiración de coherencia cardíaca**.

Pero no solo el cuerpo se beneficia. También la mente. Respirar conscientemente es una de las formas más directas de regresar al presente, de calmar pensamientos repetitivos, de ganar claridad en medio del ruido. Es un punto de anclaje cuando todo parece tambalearse.

Y hay más. Una respiración bien dirigida mejora nuestra postura corporal, ayuda a gestionar emociones impulsivas y desbordadas, favorece un sueño más profundo y reparador, e incluso potencia la voz: esa herramienta que usamos para expresar quiénes somos.

En lo más íntimo, la respiración nasal nos ayuda a sentir. A estar. A habitar nuestro cuerpo como un hogar seguro.

- **Mayor oxigenación:**
  El oxígeno llega con más eficiencia a las células, lo que favorece un mejor funcionamiento de todo el organismo.

- **Incremento de la capacidad respiratoria:**
  Respirar de manera profunda y regular entrena a los pulmones, abriendo espacios que pueden estar inactivos.

- **Liberación de tensiones y regulación del estrés:**
  Al exhalar lentamente, el sistema nervioso parasimpático se activa, lo que produce una sensación de calma y bienestar.

- **Influencia positiva sobre el sistema cardiovascular:**
  Puede contribuir a reducir la presión arterial y a regular el ritmo cardíaco.

- **Conexión entre cuerpo y mente:**
  La respiración consciente nos ancla al presente, mejorando la percepción del cuerpo, facilitando la interocepción, propiocepción, exterocepción e incluso la introspección.

- **Mejora de la postura:**
  Al movilizar el diafragma y la musculatura abdominal profunda, se equilibra la postura y se alivia la tensión lumbar.

- **Gestión emocional:**
  En momentos de emociones intensas, respirar pausadamente permite responder con más claridad y menos impulsividad.

- **Mayor concentración y presencia:**
  La atención se entrena cuando volvemos una y otra vez al ciclo respiratorio, mejorando el foco mental.

- **Mejor calidad del sueño:**
  La respiración consciente antes de dormir ayuda a soltar tensiones acumuladas y favorece un descanso más profundo y reparador.

- **Control de la voz:**
  Una respiración bien gestionada es fundamental para proyectar la voz con claridad, potencia y sin esfuerzo.

BENEFICIOS DE LA RESPIRACIÓN CONSCIENTE

1. Mayor oxigenación
2. La respiración más profunda, aumenta la capacidad respiratoria
3. Facilita la liberación de las tensiones. Regula el estrés
4. Incide en el sistema cardiovascular, puede bajar la presión arterial
5. Conexión de la mente y cuerpo
6. Mejor postura
7. Gestión de emociones fuertes e impulsivas
8. Concentración, presencia
9. Mejora el sueño
10. Mejor control de la voz

LA RESPIRACIÓN COMO GUÍA

Hay momentos en la vida en los que el cuerpo se convierte en un lugar sagrado. Donde cada sensación, cada músculo, cada respiración cobra un nuevo significado. El parto puede ser uno de esos momentos. Lo experimenté al parir en casa, en la intimidad de mi hogar, sin luces frías ni ruidos ajenos. Así permitía a mi cuerpo sentirse más libre. Más en casa que nunca.

Estaba preparada. Lo hice acompañada del padre de mis hijas y una comadrona que me brindó de igual forma tranquilidad, experiencia y presencia empática. En el segundo parto, además de la comadrona, también estuvo Núria Vives como amiga y, también aportó su saber. Pero, ante todo, lo hice acompañada de mí misma: de mi propio cuerpo, de mi respiración, de la conciencia que había cultivado durante años.

Respiré con una intención clara: no empujar, para proteger mi suelo pélvico. Ahí está el reto: relajar, aunque pueda doler... Noté cómo las contracciones uterinas generaban una presión poderosa hacia abajo, en la buena dirección. Mi cuerpo sabía el camino... En el primer parto, cuando aún no estaba dilatada lo suficiente, mantuve el diafragma elevado de forma consciente, y permití que el útero hiciera su trabajo sin añadir más presión de la necesaria, mientras me ayudaba a estirar y abrir el espacio vaginal con mis manos, que tanto había flexibilizado para la ocasión.

Procuré hacerlo desde el respeto más absoluto a mi cuerpo, a mi hija, al tiempo natural de la vida. Y así, sin forzar, acompañé a mi cuerpo y a mi hija para que se produjera el "milagro" que es el nacimiento de un nuevo ser. En el parto de mi segunda hija me ayudé con la bajada del diafragma en el momento del expulsivo, dosificando la presión para no desbordar el suelo pélvico, protegiendo mi cuerpo e intentando no frenar el nacimiento. De alguna manera, sabía que mi hija podía valerse de mis estructuras internas para impulsarse. El esfuerzo era compartido: madre e hija trabajando al unísono. Yo con mi respiración, ella con su instinto.

Fueron partos sin estragos físicos. No hubo ni un punto de sutura. Me entregué a través de la respiración a este proceso fisiológico, poderoso, animal... y profundamente humano. Con esa conexión profunda entre mente, cuerpo y alma que solo se da cuando se está presente de verdad.

Mis hijas llegaron al mundo con serenidad. No hubo llantos. Tuvieron el tiempo de respirar por ellas mismas antes de cortar el cordón umbilical. Y yo, con el cuerpo entero, con el corazón lleno, comprobé que parir no es romperse, sino abrirse.

Aunque no siempre es posible un parto natural, si te interesa profundizar más en cómo la respiración y el movimiento pueden favorecer el parto, te recomiendo el libro **Parir en Movimiento**, escrito y dibujado por Blandine Calais-Germain junto con Núria Vives Parés.

EL SUTIL "DIÁLOGO" ENTRE EL DIAFRAGMA Y EL SUELO PÉLVICO

Durante décadas, la relación entre el diafragma y el suelo pélvico fue poco comprendida en la cultura occidental. A mediados del siglo XX Arnold Kegel, ginecólogo estadounidense, propuso los ejercicios que hoy llevan su nombre para fortalecer esta musculatura. Hasta entonces, ni siquiera se planteaba que los esfínteres fueran músculos voluntarios que se pudieran ejercitar. Imagina lo que eso significaba para la salud en general y en concreto para la próstata, el útero, el embarazo y parto, para continencia urinaria y fecal, igualmente para el placer sexual.

Desde entonces se ha progresado en el conocimiento del suelo pélvico en nuestra civilización, incluso hemos aprendido de otras culturas más avanzadas en el saber de esta zona del cuerpo como el Tantra o el Yoga de la India, el Tao de China donde se considera que hay una **conexión entre la respiración y la energía sexual. De hecho, físicamente están totalmente relacionados**.

El diafragma, ubicado en la parte superior del abdomen, sería el techo de esta cavidad con forma de cúpula. El suelo pélvico, por su parte, tiene forma de hamaca, y actúa como el "suelo" de la pelvis. Juntos forman un sistema de presión interna que participa en múltiples funciones: desde la respiración hasta la digestión, movimiento linfático, vascular, la postura, la sexualidad y la continencia.

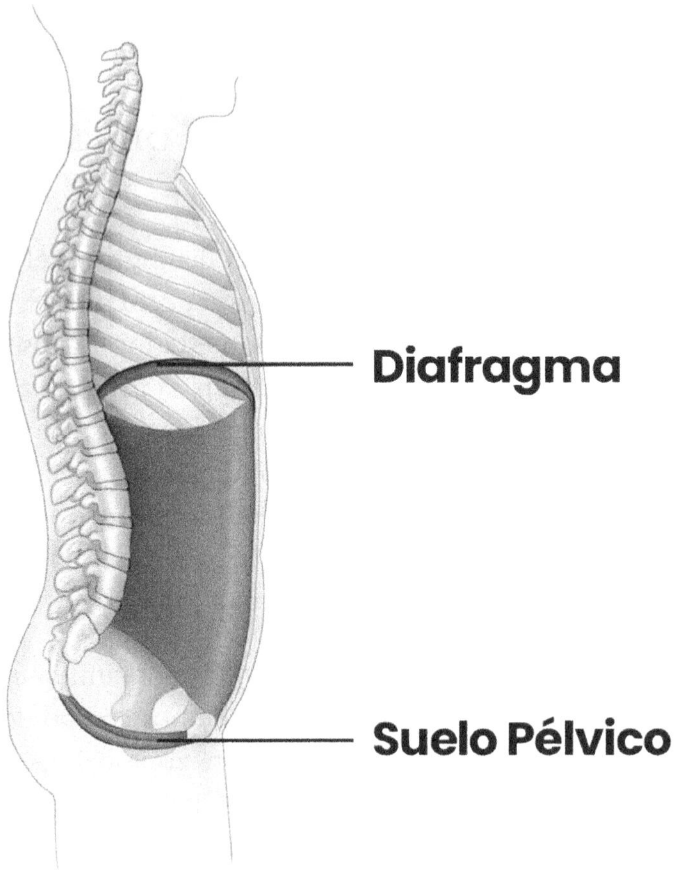

El bombeo del diafragma genera cambios de presión en la caja torácica, el abdomen y pelvis. Pero, si el diafragma está tenso o no tiene buena movilidad, puede afectar directamente a la zona lumbar, funcionamiento abdominal y pélvico.

Una manera sencilla para empezar a sentir esta conexión es sentarse sobre una superficie firme con un pequeño cojín o toalla de bidet enroscada entre los dos isquiones. Dejar que el suelo pélvico se adapte. Respirar suave. Sentir cómo, en cada respiración, el suelo pélvico se va amoldando... y luego, con ojos cerrados, retirar la toalla o cojín y notar qué ha cambiado. ¿Hay más espacio entre los dos isquiones? ¿Más apertura? ¿Sientes más tu periné? ¿Qué notas cuando inspiras? ¿Y cuando espiras? ¿Puedes recoger el suelo pélvico con más facilidad? ¿Lo puedes relajar sin dificultad?

En el libro: **El periné femenino** de Blandine Calais-Germain explica de manera muy didáctica esta relación diafragma/periné con ejercicios muy bien detallados e ilustrados por ella misma.

Los ejercicios conocidos como hipopresivos desarrollados por Marcel Caufriez aprovechan el momento en que el diafragma se relaja, o sea que vuelve a subir y genera hipopresión (disminución de la presión) en la cavidad abdominal, para "aspirar" hacia arriba el suelo pélvico a través de apnea y apertura costal. **ATENCIÓN:** Es muy importante que estos ejercicios se realicen con conocimiento y bajo supervisión profesional para gestionar bien las presiones internas tanto a nivel pélvico, abdominal, torácico y craneal.

Si quieres asesoramiento puedes contactar conmigo a través del siguiente enlace:

https://esc.anea.me/cmb_18

Si colocas una mano en la parte baja del abdomen y otra más arriba, en el pecho, puede ayudarte a percibir ese juego de presiones. Si quieres, al exhalar, cuando el diafragma se relaja y sube, puedes activar la musculatura profunda del suelo pélvico, cerrando esfínteres y recogiendo la hamaca muscular hacia arriba y después relaja. Un gesto que parece sutil, pero que despierta, fortalece, protege... y así vas integrando el movimiento del suelo pélvico con la respiración.

Tanto para mujeres como para hombres, conocer la relación entre el diafragma y el suelo pélvico es un primer paso. Pero cuando ese conocimiento baja de la mente al físico, cuando lo experimentamos en nuestro propio cuerpo, es algo más profundo: una herramienta de transformación, una vía hacia la salud, hacia la dignidad corporal, hacia una vida más plena.

A lo largo del tiempo, he acompañado a muchas personas en este camino. Algunas llegaron buscando alivio físico, otras motivadas por la curiosidad, y otras, simplemente por una necesidad que no sabían nombrar. Y siempre, en algún punto del proceso, la respiración fue clave.

El caso de "A.": el suelo pélvico masculino

A. llegó a consulta arrastrando un malestar que iba más allá de lo físico. Sus problemas de próstata le generaban molestias constantes y la necesidad de ir al baño con frecuencia. Pero había algo más profundo: una sensación de pérdida de control sobre su cuerpo, y con ella, una cierta desconexión en su vida íntima.

Comenzamos un trabajo específico sobre el suelo pélvico. Al principio, como les pasa a muchos hombres, le sorprendía que ese espacio —tan íntimo, tan silenciado— pudiera trabajarse de forma consciente. Pero poco a poco, a través de la respiración, del reconocimiento de las sensaciones, del respeto por su propio ritmo, A. fue reconectando con esa zona olvidada.

El cambio fue notable. Logró mejoras en el control urinario, pero también en su vida sexual. Volvió a sentirse dueño de su cuerpo, y con ello recuperó seguridad y vitalidad. Aunque su caso estaba en un estado de avanzado deterioro y finalmente requirió intervención quirúrgica para extraer la próstata, su recuperación fue sorprendente. Su urólogo incluso lo felicitó: la musculatura que había desarrollado le permitió una rehabilitación rápida y eficaz.

Lo más bonito fue cuando A. volvió a consulta, no para pedir ayuda, sino para darme las gracias. Gracias por descubrir que su cuerpo tenía recursos. Que el suelo pélvico también le pertenecía. Que no era vergonzoso hablar de ello. Que recuperar el control sobre esta parte de su cuerpo era recuperar también una parte de sí mismo.

EL ESTIRAMIENTO DEL DIAFRAGMA: CUANDO EL CUERPO APRENDE A SOLTAR

Respirar es mucho más que intercambiar aire. Respirar bien es permitir que el cuerpo tenga espacio para vivir. Aquí me voy a centrar en el diafragma. Ese músculo perseverante que separa cavidades, bombea vísceras, sostiene, impulsa, succiona y que, muchas veces, se tensa sin que lo sepamos.

El estiramiento del diafragma es un acto de confianza. Dejar que suba y baje sin resistencia. Sentir cómo se expande la base de la caja torácica. Abrir las costillas como quien abre una ventana para ventilar, dejando que entre la claridad, el oxígeno, el alivio.

Cuando exhalas lentamente, prolongando sin prisas, y te detienes con una leve pausa al final de la salida del aire, algo ocurre: tu faja abdominal se activa, y esa suave contracción empuja el diafragma hacia arriba, estirándolo. Es una danza interna, invisible, pero tremendamente poderosa.

Y si, además, colocas tus manos suavemente en la base de la caja torácica, debajo de las costillas, y acompañas el gesto con consciencia... entonces puedes sentir cómo el diafragma se estira desde dentro. Cómo genera espacio. Y la próxima inspiración se hace casi sin esfuerzo por el retorno elástico del diafragma....

Pero ¿por qué estirar el diafragma? ¿Qué sentido tiene dedicarle tiempo a un músculo que ni siquiera vemos y que tiene el automático puesto?

Porque su movimiento condiciona a tres orificios clave que lo atraviesan:

- uno por donde pasa la **vena cava inferior**
- otro para el **esófago** y **nervio vago**
- y uno más para la **arteria aorta** y **conducto linfático**

Cuando el diafragma está rígido, esas aberturas pueden verse alteradas. Las fibras que los rodean pierden elasticidad, y eso puede ocasionar molestias en las estructuras que las atraviesan.

Estirar el diafragma es prevenir. Es cuidar de nuestro sistema digestivo. Es permitir que el sistema linfático y venoso haga su faena de limpieza con más fluidez. Es facilitar al sistema arterial su trabajo de oxigenación celular y agilizar la actividad del nervio vago con sus funciones sensitivas, motoras y parasimpáticas esenciales como respirar correctamente, regular el sistema cardíaco, tragar,... Es decirle al cuerpo: "No estás solo, estoy aquí, te escucho, cuido de ti".

Por supuesto, si hay una hernia de hiato u otros problemas, debe haber supervisión médica. Pero en muchas situaciones, estos estiramientos pueden ser una forma de acompañar a la recuperación. Dar espacio a lo que el cuerpo intenta resolver por sí mismo.

El diafragma, con su constante bombeo, masajea las vísceras abdominales. Estimula el movimiento intestinal. Acompaña la digestión. Tiene un papel discreto pero esencial en el equilibrio interno. Que pueda moverse libremente es clave para que todo fluya como debe.

Hay quienes descubren esto por casualidad. Otros/as, por necesidad.

La historia de "L": respirar para aliviar la opresión

L. llegó con una presión constante en el pecho. Una sensación que la acompañaba desde hacía tiempo, sobre todo en situaciones de estrés. Decía que no podía relajarse, que el aire parecía no entrar lo suficiente. Que vivía con un nudo al final del esternón, en la base de la caja torácica.

La causa no era pulmonar, ni cardíaca. Era un diafragma rígido, tenso, contenido. Ella no podía respirar con libertad. Sentía una opresión que no era sólo física: era emocional, era simbólica, era historia acumulada.

Empezamos a trabajar el estiramiento del diafragma, poco a poco. Al principio, solo con la respiración. Más tarde, con ayuda de las manos, abriendo el perímetro costal, aprendiendo a dejar que el aire llegara sin esfuerzo. Al principio, no podía introducir las manos bajo sus costillas, a nivel del diafragma. Sentía una muralla. Pero con el tiempo, con cada sesión, con cada suspiro consciente, el espacio se fue abriendo. Con paciencia, con ejercicios guiados, con estiramientos suaves... el pecho se abrió. Las costillas cedieron. Y el aire volvió a entrar, esta vez sin miedo.

Recuerdo el día en que, por fin, logró hacerlo. Se quedó en silencio. Cerró los ojos. Respiró largo. Y dijo: "Por fin, siento paz en mi cuerpo". La presión en el pecho desapareció. No por arte de magia. Sino porque su diafragma dejó de ser un muro y volvió a ser como un ascensor con su vaivén entre las dos cavidades permitiendo ese movimiento sin esfuerzo.

L. decía que, al principio, su cuerpo era como una casa cerrada y que ahora tenía más espacio para estar.

EL CENTRO VITAL: "FUENTE" DE FUERZA

El centro de gravedad del cuerpo, donde físicamente confluye la acción de la gravedad de manera uniforme, sería alrededor del ombligo. No es un punto exacto pues según la constitución y el movimiento puede variar un poco. Es el espacio que muchas culturas han considerado sagrado. Un núcleo. Un lugar de fuerza, de energía, de equilibrio.

Los japoneses lo llaman *Hara*, los chinos *Dantian*, y en la tradición occidental a veces simplemente lo llamamos *core* o centro de gravedad. Pero más allá de los nombres, este lugar es el "corazón" del movimiento, del poder interno, de la presencia.

Ahí no solo reside la fuerza física. Es el centro desde donde uno se planta ante el mundo, desde donde se sostiene, se expande, ayuda a enraizar.

La respiración nos puede conectar con ese centro.

Cuando respiramos conscientemente, participando con el suelo pélvico y la faja abdominal profunda, ese núcleo se despierta. El cuerpo se alinea. Aparece como si de pronto sientes desde dentro una sensación de arraigo, de fuerza.

Y esa fuerza, aunque profunda, no necesita ser agresiva. Al contrario: es una fuerza tranquila, estable, poderosa. Como una corriente que nos recorre sin empujarnos. Como un centro de gravedad emocional que nos devuelve el eje **cuando todo afuera parece tambalear**.

La llamada *faja abdominal profunda* no es el abdomen visible. Es el transverso del abdomen, una musculatura interna que rodea la zona lumbar como un corsé que nos sostiene desde el interior. Se inserta en la caja torácica por arriba y en la pelvis por abajo rodeando toda la zona lumbar, formando una faja natural que contiene, estabiliza y equilibra.

Cuando conectamos la respiración con esta musculatura y con el suelo pélvico, sin rigidez ni forzar, todo el cuerpo se reorganiza:

- **El esfuerzo se reparte.**
- **Los movimientos ganan eficiencia.**
- **Los dolores se alivian.**

Y fue precisamente esa conexión con el centro lo que transformó la experiencia de "M" que te comparto a continuación:

La experiencia de "M": cuando el centro se convierte en presencia

M. llegó a mi consulta con un diagnóstico conocido: una hernia discal entre L4 y L5. Pero más allá de la lesión, lo que traía era una sensación de agotamiento. Dolor físico, sí, pero también emocional. Su cuerpo era una carga. Su postura, una trinchera. Y su respiración, contenida.

Comenzamos con lo más esencial: la respiración; a reconectar con su centro de gravedad. A percibir desde dentro la respiración activando sin tensión su faja abdominal profunda. A recuperar el movimiento desde la base.

Al principio, como muchas personas, M. no sentía nada en esa zona. Respiraba en alto, con el pecho. Sus costillas apenas se abrían, su abdomen no participaba, y el suelo pélvico estaba totalmente desconectado.

Pero con el tiempo —y sobre todo con práctica y paciencia— algo empezó a cambiar. Su postura se volvió más estable, más relajada. Su respiración se volvió más profunda. Y, lo más importante: comenzó a sentir fuerza donde antes solo había fragilidad.

Un día, después de una sesión especialmente intensa, se quedó en silencio y dijo: *"Siento que ahora me sostengo desde otro lugar. Ya no me esfuerzo tanto. Estoy más recta... pero no rígida. Más aplomada. Más presente. Más yo."*

Y ese "más yo" fue clave. El dolor comenzó a ceder. Su cuerpo, que antes se resistía, empezó a colaborar. Y el movimiento dejó de ser una amenaza para convertirse en una expresión de confianza.

La respiración consciente no sólo alivió el dolor de M., sino que también la reconectó con su poder interno. La devolvió a un lugar que había olvidado: su centro, su propia "casa", su propia fuerza.

VOLVER AL CENTRO, VOLVER A TI

No es necesario tener una lesión para acceder a esta "sabiduría" que tiene nuestro cuerpo. Tampoco se requiere experiencia previa, ni conocimientos avanzados. **Solo hace falta algo que todos tenemos: la capacidad de conectar con nuestro cuerpo con más atención, más respeto y más presencia.**

Cada exhalación puede liberarte, recogerte, sostenerte, estabilizarte.

Cada inhalación puede abrirte, nutrirte, expandirte.

La respiración es una herramienta muy poderosa y accesible que tenemos. Y cuando el suelo pélvico y la faja abdominal son sus aliados ... entonces el cuerpo deja de ser un lugar de tensión para convertirse en un espacio de vida y de poder.

Respirar con nuestro diafragma para llenar los pulmones es algo que hacemos desde que dejamos el cordón umbilical. Y, sin embargo, lo olvidamos con frecuencia. En la prisa, en la tensión, en el ruido de la mente, dejamos de "escuchar" esa melodía interna de la vida.

Cada vez que volvemos a la respiración, volvemos también a nosotros mismos.

A nuestro centro.
A nuestro equilibrio.
A nuestro poder.

Porque respirar con conciencia no es solo una técnica. Es una forma de vivir.

Es un gesto de amor hacia el cuerpo que habitamos. Es la manera más sencilla y profunda de decirnos: *"Estoy aquí."* Y curiosamente, si esbozas una sonrisa interna como vemos en las imágenes de buda, notaras como el aire entra más fácilmente, te ayuda abrir las fosas nasales, aparte de enviar un mensaje interno de amabilidad hacia ti misma/o. ¡Te invito a que lo pruebes!

No hace falta nada extraordinario. Basta con detenerse, cerrar los ojos y respirar a conciencia: una forma simple y sutil de vivir el cuerpo con autoestima, con respeto, con presencia.

Desde aquí, desde este centro que ahora empieza a despertarse, damos paso al movimiento. Porque el cuerpo, cuando ya puede respirar, también necesita expresarse. Y para eso, los músculos serán nuestro próximo capítulo.

Capítulo 5

EL MÚSCULO

"El verdadero control del cuerpo no se logra con fuerza bruta, sino con la conciencia del movimiento".
Joseph Hubertus Pilates

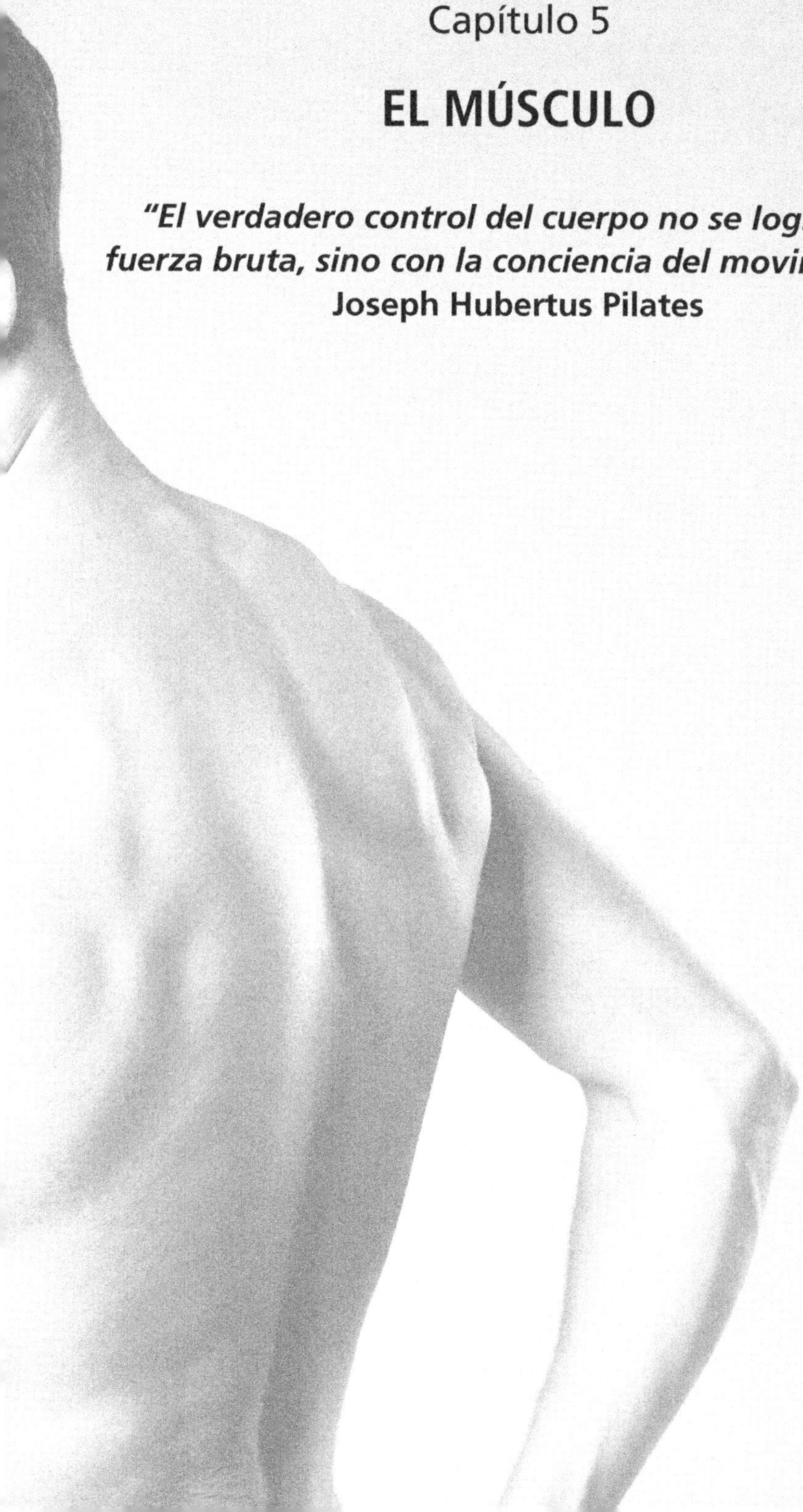

Cuando pensamos en los músculos, a menudo nos vienen a la mente solamente aquellos que se ven, pero nuestra vida depende más de los que no se ven: el corazón es el músculo principal que bombea nuestra sangre, gracias al músculo diafragma respiramos, los intestinos tienen músculos que provocan el peristaltismo para el proceso de la digestión... Al tomar conciencia de nuestra musculatura interna y como acceder a ella nos genera más energía, una vitalidad que empodera.

Con los músculos voluntarios, el control es directo. Son los que dan forma al cuerpo, movimiento, fuerza, flexibilidad, estabilidad y nos permiten relacionarnos. Pero también **podemos tener cierto control indirecto sobre la musculatura involuntaria** presente en el tracto digestivo, vísceras pélvicas, el sistema circulatorio, cardíaco... Como por ejemplo al respirar profundamente y calmar el cuerpo, se activa el sistema nervioso parasimpático bajando el ritmo cardíaco y la presión sanguínea. O bien, esta activación del SNPS facilita la relajación de los esfínteres anal y uretral al mismo tiempo que activa la contracción del recto para la defecación y de la vejiga para la micción o la vasodilatación genital en la excitación. !!¡¡Si, para realizar nuestras "necesidades" hay que relajarnos!!

Toda la musculatura sea voluntaria o involuntaria funciona gracias a la acción coordinada entre el músculo y el sistema nervioso. Y todo está revestido, sostenido, protegido y conectado por las **fascias, formadas de tejido conectivo denso.**

Este tejido fascial envuelve cada órgano, músculo, nervio y vaso sanguíneo de manera aislada y al mismo tiempo los interconecta y sostiene a todos. Separa las estructuras y permite movimiento entre ellas, pero a su vez, ¡lo vincula todo!. Ese tejido conectivo denso no es contráctil pero tiene cierta elasticidad y funciona como un elástico. Biomecánicamente, se puede usar su retorno elástico en el salto o carrera para generar energía sin gasto metabólico. Esto explicaría como animales sin una gran masa muscular pueden correr o saltar de manera impresionante, como el guepardo. **Eso es especialmente valioso para los deportistas**. Si una zona fascial tiene adherencias, condiciona al resto pues las fascias son como un traje de neopreno interno. Se podría decir que el tejido fascial es como un autopista bioeléctrico que proyecta energía y vitalidad a todo el cuerpo, con un alto porcentaje de receptores propioceptivos.

Sin perder de vista que el músculo está recubierto por fascias, volvemos a nuestro tejido muscular con sus funciones: la del movimiento y otras más vitales para la vida. Tanto si mueves el brazo de manera voluntaria, haces la digestión o cuando respiras estás usando músculos que, a pesar de ser distintos, comparten tres cualidades esenciales:

1. La **capacidad de contraerse.**
2. La **elasticidad**.
3. La **relajación**.

Estas tres cualidades son igual de importantes. En nuestra cultura, tendemos a valorar más la fuerza, y hay que ser conscientes que **sin relajación previa no hay contracción óptima**.

Un diafragma tenso que no llega al punto de relajar disminuye la capacidad respiratoria y tiene muchas consecuencias como por ejemplo más presión intratorácica donde se ubica el corazón...En el sistema músculo esquelético, los músculos que no se relajen van a limitar la movilidad y comprimir de más las articulaciones,

LA FUERZA SIN RIGIDEZ

La fuerza nos sostiene, protege, empodera...La fuerza nace de la contracción muscular, pero recordemos que tenemos **fascias** y **si no hay relajación muscular, se va acumulando tensión**. Se trata de ajustar el tono muscular adecuado para cada necesidad o situación. La tensión de más surge cuando el **tono neurovegetativo (es el que conecta lo corporal, emocional y nervioso)** es más elevado de lo necesario, incluso cuando no se está usando el músculo intencionalmente. Un ejemplo de tono neurovegetativo elevado con tensión innecesaria sería el bruxismo nocturno (apretar la mandíbula al dormir).

Otra muestra de tensión y no de fuerza, la podemos encontrar en los músculos del suelo pélvico. Es una zona muy íntima y delicada que pensamos que sólo necesita fortalecerse. ¡Pero también necesita relajarse! De hecho para orinar y defecar, los esfínteres tienen que relajarse para que sus vísceras respectivas, puedan contraerse. En el vaginismo, el dolor vaginal no es provocado por una debilidad, sino por tensión acumulada que necesita ser tratada, cuidada, liberada para relajar.

Otra situación muy típica en nuestro entorno es la tensión que se acumula en la zona del cuello. Actualmente con las pantallas (ordenador, móvil, tablet, televisión), casi no damos tiempo a la zona cervical de relajarse. Mantenemos ahí un tono más elevado del necesario.

Comprender las distintas formas de contracción muscular nos puede ayudar a matizar esta relación con la fuerza para ajustar el tono y aprovecharla mejor según la situación.

- **Contracción concéntrica**: cuando el músculo se acorta al generar movimiento. Acerca los puntos de inserción y comprime más la articulación que hay en medio de las inserciones. **Fortalece acortando el músculo.** Por ejemplo, cuando contraes el bíceps para flexionar el codo.

- **Contracción excéntrica**: aquí el músculo se alarga mientras hace la contracción. **Fortalece el músculo en alargamiento**, lo que nos puede ayudar a cuidar la articulación. Es típico en la frenada en contra de la fuerza de la gravedad. En el ejemplo del bíceps braquial, imagina que, con el brazo levantado paralelo al suelo, sales de una flexión de codo de 90° y vas extendiendo el codo con una mancuerna. Para que el codo no se extienda de golpe, el músculo dosifica la extensión en contra de la fuerza de la gravedad. El bíceps va frenando la bajada del antebrazo, estirándose.

- **Contracción isométrica**: cuando **el músculo se contrae sin cambiar su longitud**, sin movimiento articular. Ayuda al control neuromuscular. Es un trabajo contra resistencia que da estabilidad articular. El ejemplo típico sería la posición en plancha. Los músculos trabajan intensamente para mantener la posición, pero no hay movimiento.

Vivimos en una época donde se idolatra el volumen muscular. Se busca ganar, marcar y definir músculo a través de los gimnasios. ¿Cuántas personas conoces que van al *gym* y suben una foto para presumir de imagen? Puede que varias. Realmente me alegra que haya interés general para ejercitar el cuerpo. ¿Pero realmente lo cuidamos?

Es importante tener en cuenta que nuestro cuerpo no funciona por partes, y aislar el trabajo de un músculo sin integrarlo en el movimiento global del cuerpo, es ir contra nuestra propia naturaleza. **Es fundamental que los músculos sean funcionales, integrados en la memoria corporal y puedan mover el cuerpo armónicamente. Tener en cuenta todo el sistema fascial.**

Recordemos la estructura fascial que envuelve cada músculo y al mismo tiempo los conecta entre ellos. Si tenemos en cuenta esta conexión desde nuestro centro de gravedad o core para realizar cualquier trabajo muscular, aumenta la integración y la potencia.

Un juego que propongo alguna vez en las sesiones de CC, permite experimentar esta proyección de la fuerza. Focalizando la fuerza a partir del centro de gravedad o core, relajando las partes del cuerpo que podrían crear tensiones innecesarias. Dos personas se ponen una delante de la otra, con las palmas de las manos en contacto y los ojos cerrados. El objetivo es desestabilizar al otro, que despegue al menos un pie del suelo, sin perder el propio equilibrio. Siempre sorprende la fuerza que se consigue si los pies están bien enraizados, tobillos y rodillas flexibles. Y desde ahí, desde ese enraizamiento que empieza en los pies y se acumula en tu centro de gravedad (core, suelo pélvico y faja abdominal), la fuerza se proyecta hacia las manos. Dejando los hombros y el cuello lo más relajados posible, y dejar la columna libre de movimiento. Sentir la fuerza, sin perder fluidez en el movimiento y saber relajar, al mismo tiempo, permite captar las tensiones que pueda tener la otra persona para ganar el juego.

Esta conexión de los pies a la tierra, y sentir la energía recorrer el cuerpo sorprende por la fuerza que se genera sin rigidez. Es esta **fuerza consciente que permite ser firme pero flexible al mismo tiempo.** Aquí las fascias tienen un papel importante, también hay mucho trabajo muscular excéntrico en este "juego". Trabajar la fuerza con esta conexión neuromuscular, sistema propioceptivo, interoceptivo y la respiración es como entrar a otra dimensión.

Historia de M.

M. descubrió el poder que tenía este juego en su cuerpo. Cuando fue capaz de liberarse de las tensiones que se le acumulaban en las cervicales y los hombros, y dirigía su fuerza hacia el centro, encontraba el equilibrio. Con flexibilidad en sus piernas y sintiendo cómo sus pies conectaban con el suelo, fue ganando seguridad y estabilidad. Con la rotación de parejas, y sin dejar de experimentar comprendió que no necesitaba más fuerza, sino deshacerse de aquello que la mantenía rígida para encontrarse enraizada. Días después me comentó que la experiencia le había servido para aplicarla en su trabajo de jardinería. Ya no se le cargaba la espalda ni quedaba dolorida. Podía aplicar más fuerza y de manera más eficiente. Ahora sabía cómo proyectar su fuerza.

ESTIRAR CON ATENCIÓN PLENA E INTENCIÓN PARA LIBERAR LAS FASCIAS

Vamos a ir más allá que alargar un músculo. Es, sobre todo, abrir espacio para liberar adherencias, hidratar, permitir aflojar la tensión acumulada e **integrar otro tono neurovegetativo en la memoria corporal**. Evidentemente, facilitará la descompresión articular si se relaja después del estiramiento y en consecuencia, nos permitirá más libertad de movimiento. **Cuando estiramos desde la atención plena, llegamos a capas más profundas si aprovechamos los beneficios de la respiración consciente y la relajación consciente.**

Para estirar un músculo necesitamos mínimo 20 segundos. Menos de este tiempo no habrá cambio en el tejido muscular ni quedará integrado en el sistema nervioso.

Antes de hacer deporte o caminar es totalmente recomendable estirar para preparar el músculo y las articulaciones, estos 20 segundos para cada grupo muscular son suficientes para calentar.

Pero si queremos ganar flexibilidad hasta las fascias y dejar huella en nuestro sistema nervioso, en nuestra memoria corporal, necesitaremos dedicarle más tiempo. Mínimo 1 minuto o más. Tenemos que darle tiempo a nuestro cuerpo para que "baje la guardia", respirando y relajando de manera consciente, generando espacio al músculo y la articulación con el mínimo de tensión.

Es ahí donde ocurre algo profundo. Esto se entiende muy bien en algo tan natural como el parto. Durante los últimos meses del embarazo, se suelen practicar masajes o estiramientos para flexibilizar el músculo del suelo pélvico. Pero cuando llega el momento del expulsivo, por más elástico que sea el suelo pélvico, si no lo relajamos, el paso seguirá cerrado. El secreto está en poder soltarlo, relajar, aunque haya dolor. La CC puede ayudar a lograrlo.

En el estiramiento de los isquiotibiales, por ejemplo, se puede con la respiración consciente e intención (con ojos cerrados para activar la propiocepción e interocepción) alcanzar a estirar toda la cadena muscular posterior que recorre el cuerpo desde la planta del pie hasta la base del cráneo. Aunque sea doloroso, con tranquilidad sostienes la postura sin forzar, sin rebote ni movimientos bruscos, poniendo la intención a cada respiración de soltar al mismo tiempo que se alarga la cadena muscular y fascial. Si te pones en posición tumbada boca arriba con piernas flexionadas, levantas una pierna hacia el techo y a cada exhalación pones intención de empujar el talón hacia el techo y bajas los dedos del pie hacia ti. Creando un hilo invisible que se estira y descomprime desde la fascia plantar hasta las vértebras más altas del cuello y parte posterior del cráneo. Aunque el estiramiento pueda ser molesto, cada respiración es una oportunidad para soltar tensiones innecesarias, tu interior se amplía permitiendo ir más allá en el estiramiento. Preguntas que pueden ayudar para relajar las zonas corporales que no intervienen en el estiramiento: ¿Cómo está tu mandíbula? ¿Y el cuello? ¿Tus hombros pueden soltarse? ¿Y las manos? ¿Cómo está la pierna que no estiras?

Incluso puedes aprovechar para alargar la columna con una contracción excéntrica de los paravertebrales. Siente esta conexión de alargamiento desde el pie hasta la cabeza. !!Y al finalizar el estiramiento relaja completamente y dedica unas respiraciones para sentir el efecto!!! Date el tiempo para integrar en tu memoria corporal las nuevas sensaciones.

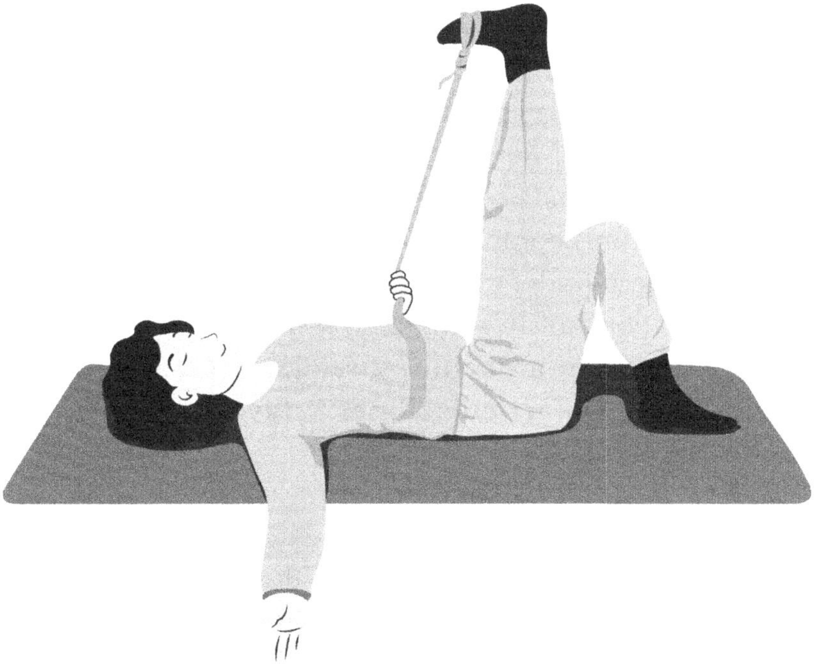

Hay muchos ejercicios de estiramientos interesantes en las distintas disciplinas y terapias corporales, el tema es **cómo se hacen.**

Estirar con conciencia es prevenir, es cuidar, es darle al cuerpo tiempo para que esté seguro de soltar tensiones, músculos, fascias, resistencias... Y cuando lo haces de verdad, con la respiración como guía, tu cuerpo responde, lo agradece con más energía y más cuidado articular. Añadiendo todos los beneficios de la respiración, mejoramos la capacidad pulmonar, así como el bombeo sobre el sistema digestivo, linfático y venoso de retorno. El sistema nervioso parasimpático toma relevancia y la calma tiene un efecto positivo en el bienestar general.

Ahora quisiera hablarte del cartílago, ese tejido que protege las superficies articulares. En su mayoría no tienen riego sanguíneo directo. Es el líquido sinovial que dentro de la cápsula alimenta al cartílago. Pero si el músculo está tenso y acorta su longitud, crea una compresión articular que impide el flujo óptimo de este líquido. Con el tiempo, eso acelera el desgaste del cartílago. Por eso no se trata, solo de estirar por estirar. Se trata de **estirar con atención, y relajar a conciencia para descomprimir las articulaciones y favorecer la lubricación del cartílago.**

Tener conciencia de ello a la hora de estirar, favorece que el músculo se relaje. Facilita la liberación de articulaciones, mejorando el rendimiento muscular. Previniendo lesiones y se puede gestionar mejor el dolor, en caso de que haya. De hecho, un músculo capaz de relajarse se fatiga menos y tiene más eficiencia en cada movimiento. Además, el beneficio no se queda solo en lo físico si pensamos en un elemento tan esencial como la respiración. A través del diafragma mejoramos la capacidad pulmonar, así como el bombeo sobre el sistema digestivo, linfático y venoso de retorno. Con ello abres una puerta a esos sistemas internos que normalmente no controlamos. Y eso tiene un efecto positivo en el bienestar general.

BENEFICIOS DE LOS ESTIRAMIENTOS A CONCIENCIA

1. Aumenta la circulación sanguínea
2. Favorece la relajación muscular y la liberación fascial
3. Previene lesiones
4. En caso de dolor, ayuda a reducirlo.
5. Facilita la descompresión articular
6. Mejora la movilidad articular
7. Optimiza el rendimiento deportivo
8. Mejora la postura
9. Alivia el estrés
10. Con conciencia corporal y constancia ayudan a la sensación de bienestar

A continuación, te invito a ver un video con el paso a paso de un estiramiento consciente:

https://esc.anea.me/cmb_20

Historia de la escoliosis de T.

La escoliosis es una desviación estructural de la columna con torsión vertebral. Cuando la curva que genera el desvío supera los 10 grados el cuerpo empieza a sufrir. En el caso de T, su curvatura llegó a los 50 grados, y era una persona que no llegaba a los 30 años.

Su cuerpo estaba cansado de compensar, respiraba mal, digería con dificultad y sentía mucho dolor. Su eje estaba torcido y todas las articulaciones bailaban alrededor del desequilibrio, pero algo cambió cuando empezamos a trabajar desde el estiramiento consciente. No fue un proceso fácil ni rápido, pero su cuerpo respondió cuando se le dio espacio a la cadena muscular posterior.

Liberó tensiones de la zona curva y fue como abrir una vía de escape además de buscar el trabajo excéntrico de la columna. En lugar de dejarse colapsar por la fuerza de la gravedad, la usó como reto o estímulo para crecer, alargando su columna en sentido opuesto a la gravedad. Dió más espacio intervertebral y la compresión disminuyó. La escoliosis, como tantas necesidades del cuerpo, no se trata solo de corregir sino de acompañar y ofrecer una forma más amable de sostenerse. T. lo vivió en su propio cuerpo, y hoy puede moverse sin dolor.

INTEGRACIÓN ACTIVA Y MEMORIA CORPORAL

Después de un estiramiento te detienes, relajas y respiras. Ahí, en ese silencio llevas la atención hacia dentro. Un pequeño ritual en el que cierras los ojos para activar la interocepción y propiocepción, sintiendo el efecto del estiramiento ¿Como notas la pierna? ¿los hombros? ¿y la columna? ¿qué pasa con la respiración?...

A esto le llamo integración activa, un momento sencillo, pero potente.

Cierras los ojos. Respiras. Y simplemente sientes como ese alargamiento se asienta para que tu cuerpo integre el nuevo tono neurovegetativo en el esquema corporal, en la memoria corporal. Y sin más, tiene un efecto en tus movimientos, en tu bienestar.

Si has estirado una pierna, la puedes comparar con la otra. Si es más larga o ligera, si las articulaciones tienen más espacio, si toca más el suelo o el tono muscular ha bajado. Cuando esas sensaciones las percibes de manera consciente es cuando tu cuerpo las recuerda y empieza a moverse de manera distinta.

Hay gestos que el cuerpo guarda sin que te des cuenta. Por ejemplo, como cuando entras a casa a oscuras y tu mano, sin pensarlo, va directa al interruptor. O cuando ya eres un conductor experto, tus manos y pies saben dónde tienen que ir sin que tengas que pensarlo porque ya practicaste con atención y a conciencia mientras aprendías a conducir. El cuerpo aprendió el tono justo, recorrido articular adecuado, etc. O como el músico que sus dedos tocan el instrumento casi sin pensarlo...

Esa es **la memoria corporal. Cuanto más consciente eres del movimiento, más profunda se vuelve esa huella en ti.** Y así, poco a poco, vas afinando tu tono muscular, la manera en que te mueves, en que estás de pie, en que te relacionas, en que respiras.

Y lo sorprendente es que, con la práctica de esta CC, con el ejemplo de la pierna, puedes llegar a transferir las sensaciones del estiramiento a la otra pierna sin necesidad de moverla. Puedes ir afinando la comunicación entre tu cuerpo y tu mente.

Imagina las opciones que puede tener tanto en una terapia física como psíquica. De hecho, cuando hay un yeso que inmoviliza una parte del cuerpo, podemos (mediante intención mental), conectar con esta parte para activar el tono muscular, favorecer más riego sanguíneo en la zona y por tanto más nutrición, más conexión neuronal. Ello favorecerá la recuperación al sacar el yeso.

Historia de S.

S. vino a mi consulta porque sufrió un ictus hacía dos años. Decía que tenía una pierna como si fuera corcho. No podía moverla como quería pues la espasticidad (condición neuromuscular que mantiene un tono demasiado elevado dificultando la relajación voluntaria y provocando movimientos bruscos e involuntarios). se lo impedía. Llevaba una férula antiequina para andar.

Después de dos sesiones individuales, se incorporó a un grupo reducido de CC. Ahí empezó a aplicar la integración activa después de cada estiramiento, dando tiempo a su cerebro de asimilar, integrar y memorizar cuando era capaz de llegar a relajar el músculo después de un estiramiento profundo a conciencia, tanto muscular como fascial. Con mucha voluntad por su parte y práctica sintió, según sus palabras, como si su pierna recobrara vida.

Explicaba que anda con mucha más seguridad y su pierna cada vez respondía mejor. Tiene más equilibrio, estabilidad y sus movimientos son más armónicos. Un día me dijo que se sentía empoderada, más confiada gracias a que su cuerpo le respondía mejor.

Mejoró la conexión con su cuerpo, su percepción corporal porque dejó de hacer los movimientos de manera mecánica. Consiguió este "viaje" interno en el mundo de las sensaciones para sentirse más conectada a su cuerpo e integrar aquellas sensaciones que le eran beneficiosas, como la relajación muscular.

CAPACIDAD DE REGENERAR INDIRECTAMENTE A TRAVÉS DE LA RELAJACIÓN MUSCULAR

Como hemos visto, la relajación muscular es tan esencial como la fuerza, por lo que le vamos a dedicar esta última fase del capítulo. **La relajación también puede entrenarse.** Recuerda que cuanto más sabe el músculo cómo soltarse, más va a regenerarse y a contraerse con más potencia.

Relajarse no es solo "aflojarse" porque sí. Es un proceso que permite que el sistema se recoloque, que la articulación se descomprima para lubricar el cartílago y que el músculo se recupere, disponible para cuando se necesite. No hablamos de estar tumbados en el sofá, sino de una relajación consciente para llegar a la liberación miofascial que permita la recuperación y volver al punto de partida. Este **estado en el conseguimos conectar con el sistema nervioso parasimpático** y todos los beneficios que nos aporta sobre el aparato digestivo o el sistema cardiovascular que reduce revoluciones,

Aquí es donde **la respiración vuelve a ser la protagonista ya que actúa como un "interruptor del tono muscular", al igual que el simple gesto de cerrar los ojos**. Cuando cierras los ojos, ya vimos que se activan las ondas alfa, avisas al cerebro que entras en estado de calma, apagas el "ruido" visual, dejas de reaccionar al mundo y empiezas a escuchar lo que pasa dentro de ti.

Sólo por cerrar los ojos, el tono muscular de las cervicales baja. En cada exhalación puedes buscar la sensación de peso, como si a cada exhalación cada parte del cuerpo pesara más... A medida que la musculatura se relaja, permite que los vasos sanguíneos se puedan dilatar y la presión arterial disminuye. La sangre fluye mejor, llega más oxígeno y nutrientes, y eso, en sí mismo, ya es regeneración. Los órganos están menos apretados y su funcionamiento es más eficiente. y las articulaciones están menos comprimidas. Si prestas atención, con la práctica puedes llegar a muchas sensaciones de lo que va ocurriendo en tu cuerpo. Al bajar el ritmo, y entrar en ese estado parasimpático (el sistema que calma), tu interior empieza a reorganizarse. La mente se tranquiliza y el cuerpo entra en modo recuperación.

BENEFICIOS DE LA RELAJACIÓN CONSCIENTE

1. Reduce la tensión muscular
2. Descomprime las articulaciones
3. Ayuda a bajar la frecuencia cardíaca y la presión arterial
4. Baja la frecuencia respiratoria y aumenta su capacidad
5. Mejora el funcionamiento del sistema digestivo
6. Mejora el sueño
7. Ayuda a la concentración y puede aumentar la creatividad
8. Puede fortalecer el sistema inmunitario
9. Equilibra el sistema nervioso involuntario (entre el parasimpático y el simpático)
10. Facilita la gestión de las emociones

Historia de V.

A V. le regalaron una sesión de piscina conmigo de terapia acuática en la que aplico los distintos conocimientos que tengo. En esta ocasión el regalo era para que se relajara. Así que empezamos sentadas cerrando los ojos y respirando a conciencia desde el banco del interior de la piscina con el agua a 36°C. Ahí inició su conexión con la respiración y cuando se sintió preparada me dio la señal. A través de un contacto suave, respetuoso pero seguro para que su cuerpo se sintiera protegido, la llevé a la línea de flotación. A partir de ahí con movimientos y pequeños masajes del estilo watsu (basado en el masaje shiatsu), sin palabras y al ritmo de su respiración, su cuerpo se dejó llevar como un baile fluido al son de la música envolvente. Al finalizar la sesión, V. expresaba como había perdido la noción del tiempo y del espació. Nunca había llegado a una relajación tan profunda, ni una flotación tan agradable, ni esta sensación de cómo se movía su cuerpo sin ningún esfuerzo. ¡¡Sentía como si volviera de un viaje totalmente renovada!!

Capítulo 6

LA COLUMNA Y EXTREMIDADES

"En caso de enfermedad, debes mirar primero tu columna vertebral".

Hipócrates

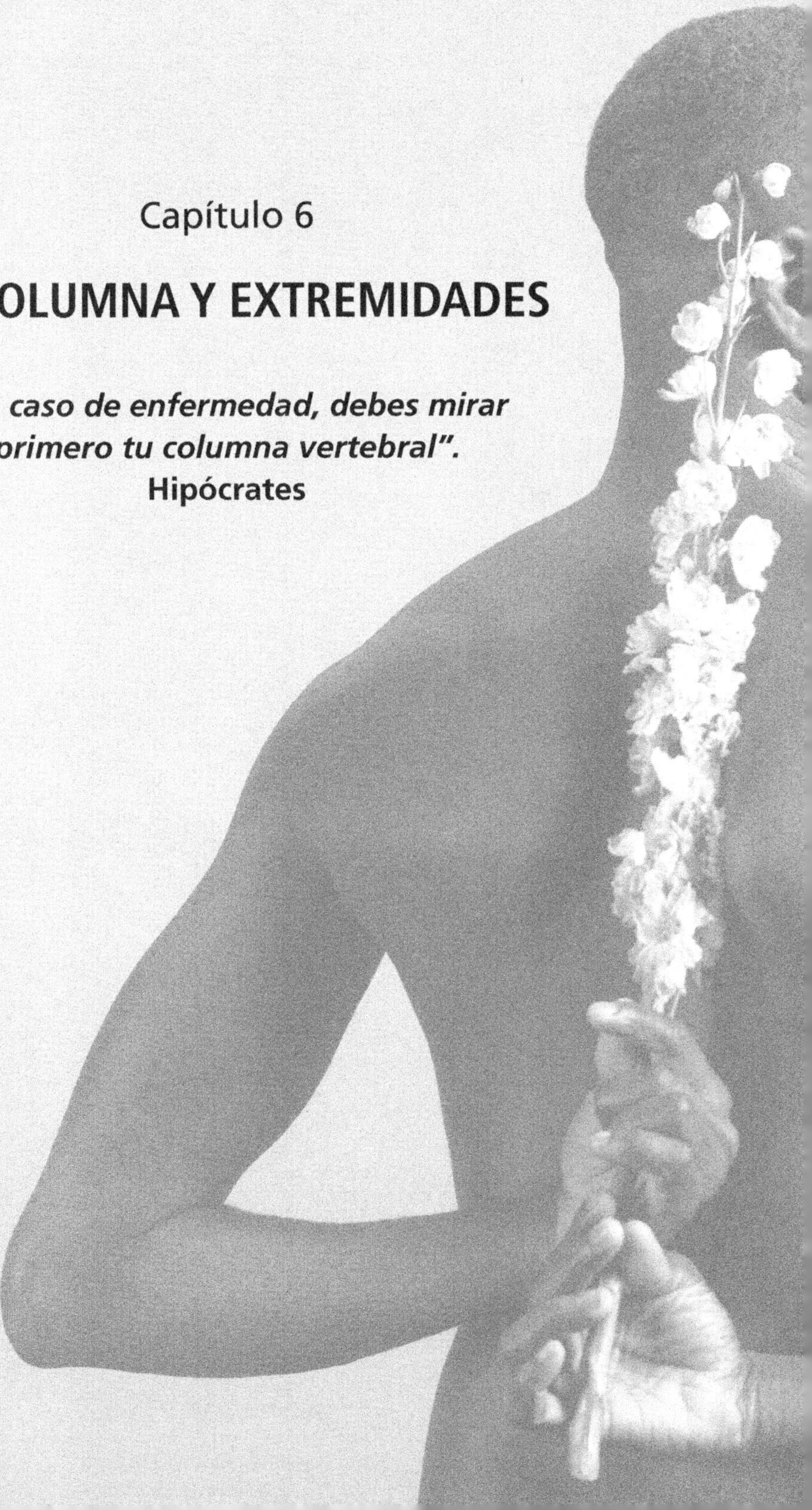

La columna es el eje central de nuestro cuerpo, que, como una línea invisible, da estructura y organiza a todo nuestro organismo. **Es a través de ella que el cerebro se comunica con el resto del cuerpo.** Y **con las extremidades nos relacionamos con el exterior,** para desplazarnos, trabajar, abrazar... Nos interesa tenerlos a ambos en condiciones óptimas pues influye en cómo estamos en el mundo que nos rodea.

¿CÓMO ESTÁN TUS VÉRTEBRAS?

En su interior, **la columna vertebral protege la médula espinal**, que actúa como la autopista neurológica principal que conecta el cerebro con el sistema nervioso periférico. Atender este pilar que nos sostiene no deja lugar a dudas: aportará salud y armonía. **Necesita fuerza para sostenerse y protegerse, flexibilidad para que fluyan los movimientos y la información neurológica, y finalmente necesita relajación para liberar la carga del día a día.**

Las 7 vértebras cervicales, que son las más móviles, sujetan la cabeza y nos permiten dirigir la mirada. Las 12 dorsales, más estables, mantienen la caja torácica protegiendo los pulmones y el corazón. Las 5 lumbares, que soportan mayor peso, forman parte de la cavidad abdominal. Al final, tenemos el sacro (5 vértebras fusionadas), que forma parte de la pelvis y tiene un movimiento limitado pero importante, ya que protege nuestras vísceras pélvicas. Y el coxis (4 vértebras fusionadas) actúa como punto de anclaje de ligamentos, músculos y fascias del suelo pélvico.

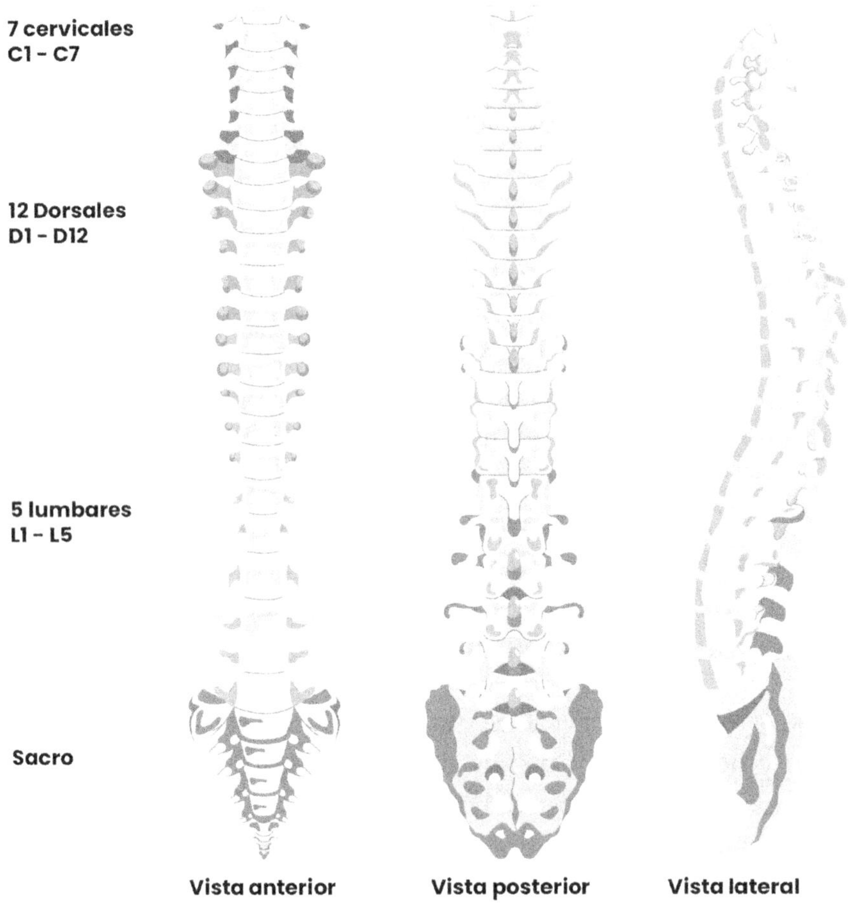
7 cervicales
C1 - C7
12 Dorsales
D1 - D12
5 lumbares
L1 - L5
Sacro
Vista anterior
Vista posterior
Vista lateral

Cuidar de la columna es cuidar del equilibrio global del cuerpo. Existen muchas buenas técnicas y ejercicios dedicados a ella, aunque siempre hay que tener en cuenta cómo se realizan. Aquí me gustaría invitarte a descomprimir el espacio intervertebral, a relajar los músculos más profundos de la columna. ¿Cómo se logra? A través del movimiento consciente, la respiración y la liberación de tensiones.

Muchas veces, cuando nos relajamos, solo alcanzamos las capas musculares más superficiales. En la columna existe una musculatura profunda, directamente anclada a las vértebras: los músculos paravertebrales. Su diseño es parecido al de una espiga que va desde el sacro hasta la base del cráneo, abrazando cada vértebra por el camino y asegurando la posición erguida. El tipo de fibra de esta cadena muscular posterior es roja, denominada así por su color y características.

Para entender el funcionamiento de la columna, e incluso del resto del cuerpo, me gustaría mostrarte a grandes rasgos y simplificando, los dos tipos de fibras musculares de la musculatura voluntaria:

Características	FIBRA ROJA (mioglobina)	FIBRA BLANCA (menos mioglobina)
Color	Rojo	Blanca
Velocidad de contracción	Lenta pero sostenida	Rápida y Potente
Resistencia a la fatiga	Alta (aguantan mucho)	Baja (se fatigan rápido)
Localización	Mayoritariamente en la parte posterior del cuerpo	Mayoritariamente en la parte anterior del cuerpo
Ejemplos de músculos	Paravertebrales, isquiotibiales	Abdominales, cuádriceps
Tendencia	al Acortamiento y Tensión	a la Atrofia
Tamaño de las fibras	Pequeñas	Más Grandes
Energía	Aeróbica (usan oxígeno)	Anaeróbica (usan glucógeno, sin oxígeno)
Función Principal	Postura	Fuerza explosiva
Ejemplos de actividad	Actividades de Resistencia, maratón, caminar, mantener el equilibrio	Levantar pesas, correr rápido (sprint), saltar

Como has podido ver, **la parte muscular anterior del cuerpo tiende más bien a la atrofia; en cambio, la parte posterior, donde está la columna, tiende a la tensión y al acortamiento por las características de su fibra muscular**. Para equilibrar estas dos cadenas musculares, habrá que buscar más tono en la cadena muscular anterior y bajar el tono de la cadena muscular posterior.

Buscar la fuerza en la parte anterior del cuerpo en general se tiene claro, aunque realizarlo de manera cuidadosa y saludable para el cuerpo hay que matizar. Cuando trabajamos los abdominales, hay que cuidar qué hacemos con la columna y si estamos aumentando demasiado la presión sobre el suelo pélvico. **El periné tiene que participar cuando trabajas la faja abdominal para protegerlo.**

En la cultura llamada occidental, más sedentaria y con tendencia al estrés por la manera de movernos, yo digo que vamos corriendo detrás de la cabeza. ¿Has observado que la mayoría tiene el centro de gravedad desplazado hacia delante y el peso recae más sobre la parte anterior de los pies que sobre los talones? El resultado es una cadena muscular posterior muy tensa, sobrecargada para evitar caerse de morros, y la cadena muscular anterior mucho más flácida...

Por lo que llegar a relajar los músculos paravertebrales y estirarlos no es tan fácil. Para poder conseguirlo, hay un abanico de posibilidades; a veces, las propuestas más sutiles y profundas son las más efectivas. Aquí te propongo usar un rulo de la longitud de tu columna, incluida la pelvis y también la cabeza.

Hace cuarenta años que, junto a Núria Vives y también mi madre utilizaba rulos de cartón usados para vender telas, recubiertos con material aislante, para poner la columna encima. Actualmente se venden rulos de distintas medidas, ya que se usan en Pilates o Rolling. Incluso los churros que se utilizan en la piscina, también valen. **Recuerda que lo importante es cómo se hace.**

La propuesta es simple: colocas tu columna, con la cabeza y la pelvis incluidas, encima del rulo. Las piernas flexionadas, con los pies al suelo o apoyadas sobre el sofá o cojines grandes para mantenerte estable y relajar las piernas. Los brazos, abiertos, descansando en el suelo con las palmas de las manos hacia arriba. Y entonces inicias el "viaje" hacia tu interior.

Es tu tiempo de sentir, de respirar y "escucharte" con los ojos cerrados. Lentamente vas explorando el movimiento de tu respiración hacia la espalda, buscando que tu columna tenga más contacto con el rulo. Dejando que los omóplatos vayan descendiendo por los lados... como si fueras de plastilina, te vas adaptando al rulo en cada exhalación (momento en que el diafragma se relaja). Esa sensación de unirse, amoldarse, de ir cediendo poco a poco, facilita la liberación y apertura profunda.

Si quieres, puedes balancearte sutilmente de un lado al otro del rulo, al ritmo de la respiración para ayudar a desbloquear pequeñas tensiones escondidas. Dales tiempo a los omóplatos para bajar por los lados, que los hombros se vayan soltando, que la caja torácica y la pelvis se abran... Permite que el cuerpo se deje llevar por la gravedad, sin resistencias, sin esfuerzo.

Cuando sientas que ya es suficiente, vuelves al centro. Respiras profundamente y luego retiras el rulo. Y, de nuevo, con la espalda en el suelo, siente si hay cambios. ¿Qué reacción tiene tu cuerpo? ¿Cómo es el movimiento de la respiración? ¿Tiene más amplitud? ¿Sientes que tu espalda se apoya diferente? ¿Te sientes más alargada/o?....La sensación puede ser reveladora. No tengas prisa para levantarte del suelo, pues es el momento de sentir y de que tu cuerpo lo integre. Date tiempo para que la experiencia quede impresa en la memoria corporal, que perdure incluso al levantarte.

Con práctica y dedicación, a través de la CC, se consigue que la sensación de expansión entre vértebras forme parte de tu postura habitual. Al ponerte de pie, el cuerpo busca sostenerse desde esta nueva amplitud.

Es un ejercicio sencillo, pero tremendamente eficaz para liberar tensiones profundas, especialmente cuando no cuentas con mucho tiempo en tu día a día. A continuación, tienes un QR donde hay un vídeo que te puede acompañar en esta práctica. Hay una pequeña introducción, y luego no está pensado para mirar, sino para que te puedas tumbar al suelo y te guíe en tu práctica. La idea es que tú lo hagas a tu ritmo, lo adaptes a tus necesidades.

https://esc.anea.me/cmb_30

Los huesos se moldean con el paso de la vida. La mayoría de las veces, ese moldeado se da por desgaste, por la acción de los músculos sobre los huesos, por la compresión, junto con la fuerza de la gravedad. **Pero si generas espacio articular y trabajas a conciencia y con intención, también puedes moldear tus músculos y huesos "en positivo".** Por ejemplo, en la escoliosis, las vértebras se deforman, pero si trabajas con atención y dedicación puedes alinear las curvas y mejorar la forma de las vértebras, aunque no sea al 100%. Evidentemente, también depende del grado de desvío y torsión.

A lo largo de mi proceso con la escoliosis he practicado el método Schroth, así como las técnicas Alexander, Feldenkrais, natación, Pilates, distintos bailes, conciencia sensorial, yoga, tai chi... todos con un hilo común: la conciencia corporal. Y a través de radiografías, objetivamente, he podido comprobar este cambio positivo pues de 28° de curva lumbar, he pasado a 14°. Mi manera de integrar estos aprendizajes combina el movimiento con momentos de quietud, permitiendo que la respiración sea el único movimiento. Sin forzar, solo permitir el cambio, cuando sabes lo que haces.

Entre las vértebras hay un disco intervertebral. Estos discos son como pequeñas almohadillas con un núcleo gelatinoso rico en agua y colágeno en el centro, rodeado del anillo fibrocartilaginoso en láminas concéntricas que rodean y protegen al núcleo. Su función es repartir cargas, amortiguar impactos y facilitar el movimiento entre las vértebras.

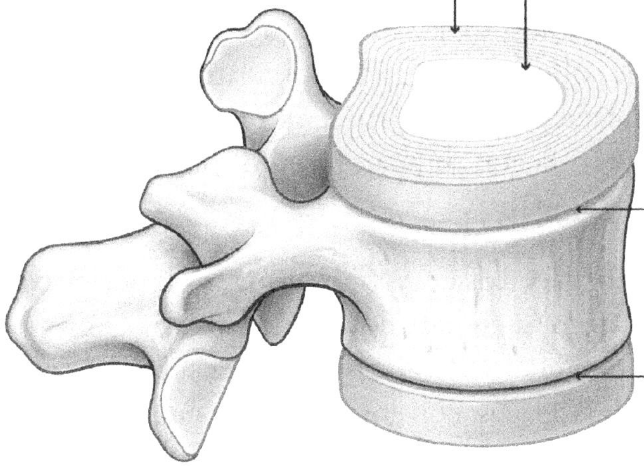

Como el cartílago, en general, no tiene irrigación sanguínea directa, su nutrición depende del líquido sinovial a través del movimiento y de la presión-descompresión que recibe. Con el tiempo, con la fuerza de la gravedad, el peso, el estrés y, especialmente, si los músculos trabajan de forma repetitiva y concéntrica, estos discos pueden ir deteriorándose. **Si los músculos paravertebrales se acortan, se reduce el espacio discal.**

Tu cuerpo siempre intenta protegerse, por lo que te enviará señales si el disco intervertebral está sufriendo. Si se detecta a tiempo, puedes evitar su deterioro. El secreto está en darle al cuerpo lo que necesita: movimiento, fuerza, flexibilidad y relajación para darle espacio a ese disco. Es importante saber cómo hacerlo, poner conciencia y confianza en su capacidad de adaptarse y regenerarse.

Cuando nos tumbamos, alivia la carga que ejerce la fuerza de la gravedad sobre la columna. Pero, si la musculatura paravertebral está tensa y acortada, seguirá comprimiendo los discos intervertebrales. Así que no basta con tumbarse para darles espacio a esos discos. Hace falta algo más.

Hay un ejercicio muy básico y típico que, realizado a conciencia, nos ayuda para la fuerza, flexibilidad y relajación de la columna. Se trata del medio puente: tumbado/a sobre la espalda y con las piernas flexionadas, con los pies en el suelo (si tiendes a tener calambres, es mejor poner las piernas sobre el sofá o un cojín grande). Con los ojos cerrados, conectas con la respiración, implicando el suelo pélvico en la salida de aire y, muy lentamente, despega la pelvis del suelo. Vértebra a vértebra, vas levantando la columna del suelo al mismo tiempo que pones intención de alargar la columna, realizando un trabajo excéntrico de los músculos paravertebrales (autoelongación). Deja que la respiración fluya ampliamente y, después de quedarte un tiempo en la posición del medio puente, aprovecha para trabajar el suelo pélvico, pues está libre del peso de las vísceras, y activa la faja abdominal.

Vuelves a bajar a partir de la última vértebra levantada y recoloca toda la columna, dando espacio entre cada vértebra a través de la respiración y el movimiento, hasta finalmente llegar a colocar la pelvis, de nuevo en el suelo, lo más lejos posible de la cabeza. Y ahí, te quedas un momento relajado/a y siente el espacio que se ha creado en la columna. Integra la reacción de todo el cuerpo, incluido el suelo pélvico.

¡Es una buena manera de preparar la columna para el resto del día!

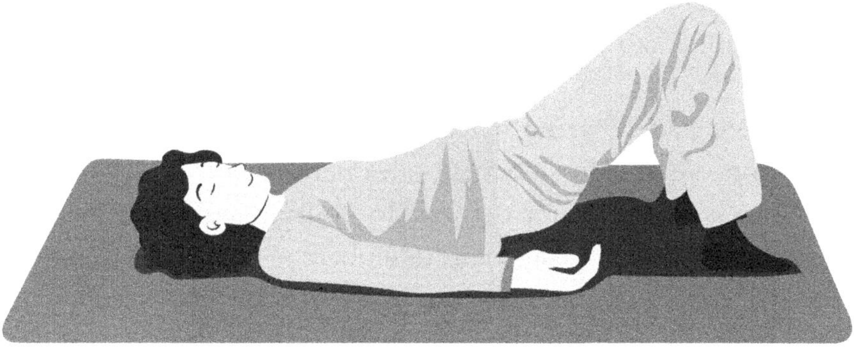

Mi escoliosis

Cuando tenía 11 años (jugaba a baloncesto y hacía ballet clásico desde los 6) me detectaron una escoliosis con 28 grados de curva lumbar. Me enyesaron desde arriba la caja torácica hasta la pelvis, realizando una tracción sostenida en una camilla por la cabeza y la pelvis hasta rectificar mi curva lumbar a 11 grados. Estuve enyesada durante unos meses. Aunque seguí jugando a baloncesto enyesada (rompí unas cuantas veces el yeso), cuando me sacaron el yeso, mi columna se desplomó. La musculatura que sostiene la columna estaba atrofiada. Me pusieron un corsé hasta los 17 años.

Después de haber pasado por este proceso, cuando me quitaron el corsé, tan solo había ganado 4 grados, de los 28 iniciales. Me quedé con 24 grados de curva lumbar. Me dijeron que ya había terminado mi crecimiento y, por tanto, ya no podía mejorar, tan solo evitar ir a peor. Me dieron las indicaciones de no coger peso y, si quedaba embarazada, tendría que pasar la mayor parte del final de embarazo en la cama. ¡Eran otros tiempos!

Empecé a dedicarme a explorar, cuidar, estudiar, investigar las distintas técnicas psicocorporales para moldear mi columna, destensar la musculatura demasiado contracturada, fortalecer la que estaba debilitada, desrotar, descubrir el trabajo muscular en excéntrico para la autoelongación, sobre todo en las zonas que necesitaba más apertura. Fui corrigiendo mi torsión con la gran ayuda de la respiración, sin imponer ni luchar contra el cuerpo. Solamente acompañándolo, disfrutando como si fuera un baile, pues me ha dado mucha conciencia y conexión conmigo misma.

La última radiografía que me hice fue a los 37 años y, en ese momento, la curva lumbar era de 14 grados. Conseguí una mejora muy significativa y sigo pensando que los huesos y articulaciones también se pueden modificar a nuestro favor, si se sabe lo que se hace.

APLOMO O RECTITUD

El neurocirujano y divulgador Dr. Mario Alonso Puig explicó en el periódico La Vanguardia del 13/12/2024 cómo el lenguaje que utilizamos no sólo refleja nuestra percepción del mundo hacia el exterior, sino también a nivel personal. Puede limitarnos o ayudarnos a expandir nuestras posibilidades.

¿Qué es lo primero que te viene a la cabeza cuando lees la palabra **rectitud**?

Cuando se dice a alguien que se ponga recto, la tendencia es adoptar una postura inflexible, tensa, firme y, quizá, bloqueada. Las palabras, pueden condicionar nuestra persona y manifestarse en el cuerpo, en busca de la coherencia psicofísica.

A modo didáctico, para mostrar que un material rígido es más frágil que uno flexible, a veces lo he ilustrado con un bolígrafo Bic: la tinta está contenida en un tubo interior flexible, y el envoltorio exterior es de plástico rígido. Al forzar el bolígrafo, se rompe el plástico rígido, mientras que el tubo interior flexible permanece intacto. Queda clarísimo que **lo flexible es más resistente que lo rígido. La rigidez lesiona con más facilidad, mientras que la flexibilidad protege.** La flexibilidad facilita la adaptación y la resiliencia.

De hecho, existen muchas metáforas, proverbios y fábulas en distintas culturas que transmiten esta idea: es mejor ser flexible y adaptarse que rígido y romperse.

¿Qué te sugiere la palabra **aplomo**?

Cuando buscamos el aplomo de la columna sobre la pelvis y los pies, vamos encontrando un movimiento sutil y continuo, un punto de equilibrio donde el cuerpo se sostiene con el mínimo esfuerzo. Es más difícil que haya rigidez, y más fácil encontrar la flexibilidad.

Buscamos el tono justo para sostenernos sobre la base de sustentación (pies o pelvis, si estamos sentados/as) en equilibrio, sin tensión, con fluidez... Dejando pasar el movimiento de la respiración. Eventualmente, se pueden activar los paravertebrales en excéntrico para generar espacio. Autoelongarse. Y ahí es donde se puede percibir la diferencia entre rectitud y aplomo.

En redes sociales, es habitual ver publicaciones de estilo zen en las que aparecen piedras apiladas una sobre otra en perfecto equilibrio. Para que esas piedras no se caigan, tienen que estar perfectamente aplomadas; de lo contrario, se desploman. **En nuestro cuerpo, si no hay este aplomo, aumenta el esfuerzo muscular para sostenernos.**

Me gusta la expresión *estar con los pies en la tierra:* bien enraizados para crear una base firme, y al mismo tiempo con la intención de crecer hacia arriba, sin tensión. Como si empujaras sutilmente algo encima de tu cabeza. **Usar la fuerza de la gravedad como reto o estímulo para crecer, y no para "hundirte".** Permite que tu respiración fluya, que tu cuerpo se mueva sutilmente con cada inhalación y exhalación. No se trata de estar quieto, inmóvil como una estatua, sino de buscar ese tono justo que permita un equilibrio entre estabilidad y movilidad.

Para incorporar esta nueva manera de estar en vertical, puedes colocar un saquito de arena sobre tu cabeza. El objetivo es encontrar el equilibrio perfecto para que ese pequeño saquito se mantenga sin realizar esfuerzo. Siente cómo están tus cervicales, tu mandíbula, qué pasa en la pelvis, en las rodillas, en los pies... Prueba a moverte con ligereza, y de vez en cuando, empuja sutilmente hacia arriba el saquito desde la calma y la seguridad en tus pies.

El porte africano

¿Has visto alguna vez fotografías de hace cien años con mujeres llevando cestas de alimentos o vasijas de agua sobre la cabeza? La gente más joven se puede sorprender, pero sí, esto era muy habitual. En la actualidad, todavía hay culturas que no están tan tecnificadas e industrializadas que siguen llevando los pesos sobre la cabeza.

Cuando estuve trabajando en África (Ghana), me fascinó observar su manera de moverse en armonía con ese aplomo tan perfecto. Desde pequeños ya llevan objetos en la cabeza —cestos, cubos, bidones, libros—, y claro, si no están bien aplomados, se caen. Lo saben hacer de manera instintiva, pues la carga es mucho menor cuando la ponemos sobre nuestro eje.

Yo también lo hice y me sorprendió que realmente era más cómodo que llevar el peso en los brazos. Al tener la carga en el centro, aplomada sobre nuestra base (los pies) encima de la cabeza y la columna, ¡pesa menos! Recuerdo que pensaba que, cuando volviera a Cataluña, iría al mercado con el cesto lleno en la cabeza, ¡pero he optado por el carro de la compra! Lo hacemos en las sesiones...

Y es que, **cuando empujas ese peso hacia arriba y la columna trabaja en excéntrico**, todo cambia. El cuerpo encuentra una vía natural para alinearse y moverse en armonía. Solo hay que ver cómo se mueven los africanos al andar: es como un baile grácil, con presencia y consciencia del cuerpo.

Aunque los africanos que llevan varias generaciones en una cultura sedentaria pueden perder este porte y adoptar malos hábitos, como les ha ocurrido a ciertos afroamericanos.

RELAJA TUS MÚSCULOS MÁS PROFUNDOS

Al principio de este capítulo hemos visto cómo dar espacio a los discos intervertebrales utilizando un rulo. Todavía podemos ir más allá empleando un tubo más fino, colocándolo justo en el canal paravertebral.

Ese canal recorre toda la columna y se sitúa entre la apófisis espinosa —el hueso que podemos palpar en el centro de la espalda— y la apófisis transversa (puedes verlo en el dibujo). En ese canal colocas el tubo, solo en un lado. Con los ojos cerrados, simplemente te dejas llevar por la respiración. Conectas con cada inspiración y buscas que el aire se expanda hacia la espalda, empujando suavemente contra el tubo. Poco a poco notarás cómo esa zona va entrando en contacto con él, y con cada exhalación, cede un poco más. Dejas que los músculos paravertebrales se amolden, liberando cualquier tensión, hasta que el tubo se integra en el canal.

Cuando sientas que ha sido suficiente, haz una respiración más profunda y retira el tubo. ¿Notas diferencia entre un lado de la columna y el otro? ¿Sientes que la respiración se mueve con más facilidad hacia ese lado? Muchas personas que lo han probado se sienten desequilibradas entre un lado y otro. Y es que realmente se produce un cambio físico: un alargamiento natural gracias a la respiración consciente y a la liberación de la tensión muscular. ¡Dan ganas de hacer el otro lado!

Una vez que hayas retirado el tubo, **recuerda que tu cuerpo necesita un momento de calma para integrar la experiencia**. Con los ojos cerrados, permite que las sensaciones agradables se asienten en tu memoria corporal. Es también una oportunidad para moverte con cuidado, escuchando este nuevo espacio. Siente qué te pide el cuerpo. Aprovecha el recorrido hasta la vertical para colocar con atención cada articulación y encontrar tu aplomo desde esta nueva libertad de movimiento. Notarás más sensación de espacio en el cuerpo, y no es solo algo subjetivo.

Existen estudios que demuestran que por la mañana somos más altos que por la noche debido al trabajo muscular y al efecto de la gravedad. Con esta propuesta, se evita ese "encogimiento". Además, le das a tu columna conciencia y el placer de moverse con más libertad, amplitud y armonía. Podrás notar que respiras con más facilidad.

Con tiempo y práctica, incluso puedes hacer solo un lado y permitir que tu mente traslade esa sensación al otro. No hace falta repetir el ejercicio en ambos lados: basta con usar la memoria corporal, la conciencia, la observación y la conexión para buscar el mismo tono muscular en ambos lados del cuerpo.

Historias del tubo

Hay muchísimos testimonios de personas que han experimentado con el tubo. Su impacto es profundo, porque va más allá del momento en que se realiza. Queda incorporado en el movimiento, en lo cotidiano, en la manera de hacer deporte.

Han captado una dinámica distinta de funcionar. Una que no responde con tensión o contracción automática, sino que busca presencia y conciencia en el movimiento, dando espacio, libertad y fluidez a la fuerza, al bailar, al hacer deporte, al tocar un instrumento, al trabajar con pesos e incluso sentado.

TUS BRAZOS Y PIERNAS

Los brazos y las piernas nos permiten movernos e interactuar con el mundo que nos rodea. A través de ellos puedes abrazar, desplazarte, correr, trabajar y realizar acciones que te conectan con el entorno y contigo mismo/a. Su cuidado es esencial para mantenernos activos y garantizar su funcionalidad. Además, **juegan un papel clave en la libertad de movimiento de la columna, en la alineación postural y en la circulación sanguínea y linfática.**

Las extremidades están unidas al tronco a través de los hombros y las caderas. Esta conexión se realiza mediante articulaciones esferoidales: la cabeza humeral en las extremidades superiores (EESS) y la cabeza femoral en las inferiores (EEII). **Estas articulaciones que son como una bola, permiten un amplio rango de movimiento,** aunque con el tiempo, si no se cuida su movilidad, puede verse reducido. Hay que tener en cuenta que estas zonas se utilizan constantemente en las actividades cotidianas, por lo que requieren atención para evitar tensiones innecesarias.

Es importante comprender bien esta conexión con el tronco. **La cabeza del fémur encaja en la pelvis,** en la zona de la ingle, donde también se encuentran los ganglios linfáticos inguinales, encargados de protegernos frente a infecciones. En cambio, **la cabeza del húmero no está encajada**, sino que el brazo cuelga, sostenido por músculos, ligamentos y la cápsula articular. Desde un punto de vista muscular, el brazo cuelga del cuello. Allí también se sitúan los ganglios linfáticos axilares, que drenan la linfa de las extremidades superiores, el tórax y el pecho.

Liberar la tensión acumulada en hombros y caderas es esencial para favorecer el flujo linfático. Además, si estas zonas están tensas, pueden afectar a otras partes del cuerpo: las cervicales, en el caso de las extremidades superiores, o las lumbares, en el de las inferiores. Hay que recordar que **por las cervicales pasa la irrigación hacia el cerebro, y en las lumbares se encuentran los pilares del diafragma**. Por todo ello, hombros y caderas son articulaciones estratégicas, cruciales para el buen funcionamiento tanto de la parte alta como de la baja de la columna, así como para una respiración y una circulación saludable.

Las ingles suelen acumular mucha tensión y acortamiento, especialmente por el sedentarismo. Encima, a muchas mujeres se les ha enseñado que no debían sentarse con las piernas abiertas. Debían mantenerlas cruzadas o juntas, lo que ha generado durante años una tensión interna que cuesta soltar. **Esta limitación en el rango articular de la cadera puede afectar directamente a la columna**. Por ejemplo, en la postura de yoga conocida como la pinza, se parte de una posición sentada en el suelo con las piernas extendidas, y se inclina el torso hacia delante acercando el pecho a las rodillas y las manos a los pies. Si el movimiento parte de la "bisagra" de la cadera, la columna se protege. Pero si hay una rigidez en la flexión de cadera, se sobrecargan los discos intervertebrales lumbares, con posibles consecuencias a largo plazo.

Es fundamental preparar la cadera para que la columna tenga libertad de movimiento. Para ello, es importante respetar la progresión en este tipo de posturas y utilizar apoyos o "muletas" que faciliten el proceso y eviten compensaciones que puedan dañar la columna. En culturas donde no tienen sillas y se sientan en el suelo, tienen mucha más libertad articular de la cadera, lo que permite que la base de apoyo de la pelvis sean los isquiones y su columna quede totalmente aplomada, En la cultura llamada occidental donde nos sentamos en sillas, sofás, coches... **cuando lo hacemos en el suelo es habitual que la base de apoyo de la pelvis en el suelo se vaya detrás de los isquiones por la limitación de cadera**. Lo que provoca una flexión de columna, con lo cual no podrá aplomarse y la carga no queda equilibrada en los discos intervertebrales. Las rodillas y tobillos también pueden quedar en posición forzada. Para quien quiera hacer esta postura para meditar o simplemente para sentarse en el suelo o moverse con más fluidez protegiendo sus articulaciones, hay que flexibilizar toda la articulación de la cadera, estirar a conciencia el psoas, cuádriceps, aductores, abductores, rotadores y isquiotibiales, consiguiendo así más amplitud articular en la cadera. Dando un alivio inmediato a la columna, rodillas y tobillos.

Ahora te invito a llevar la atención a los hombros, ya que también acumulan tensión cuando no somos conscientes, sobre todo porque sostienen el peso del brazo. Muchas personas que vienen a CC me han comentado que, sin motivo aparente, se sorprenden con los hombros elevados. Les ocurre en situaciones cotidianas, como en el baño o al realizar tareas sencillas donde no es necesario subirlos, por ejemplo, al batir un huevo para hacer una tortilla. Para batir un huevo basta con un movimiento de muñeca. Lo mismo sucede al mirar el móvil.

Si lo piensas, la mayoría de nuestras actividades se realizan en flexión, ya que nuestros ojos están orientados hacia delante. Por eso, **los músculos flexores de brazos y piernas se usan más, tienden a acortarse y acumulan tensión**. Existen muchos estiramientos orientados a contrarrestar este patrón, trabajando la extensión. Recuerda que, **cuando se contrae un músculo —en este caso, si activas los extensores para estirar los flexores—, su antagonista debe bajar el tono para permitir el movimiento**. Aquí, los flexores son quienes reducen su tensión. Pero lo verdaderamente importante no es tanto lo que haces, sino cómo lo haces.

A veces, no es necesario realizar grandes estiramientos. Basta con colocar una pelota en el lugar adecuado. Para relajar la musculatura del hombro, puedes ponerla entre la escápula y la columna cervical. Para la cadera, túmbate boca arriba y sitúa la pelota en la zona glútea, a la altura de la cabeza del fémur. Una vez colocada, cierra los ojos y empieza a respirar de forma consciente. Deja que el movimiento de la respiración llegue hasta la pelota. Busca la sensación de "transformarte en plastilina" para adaptarte a su forma. Poco a poco, los músculos irán cediendo. Cuando sientas que es suficiente, que la pelota ha dejado de notarse porque tu cuerpo se ha moldeado por completo, retírala. Observa cómo reacciona tu cuerpo. ¿Cómo sientes ahora el hombro o la cadera? Haz una respiración profunda, lleva el aire hacia la zona donde estaba la pelota y guarda esas sensaciones, si son agradables en tu memoria corporal.

En realidad, cuando tus flexores están realmente relajados y flexibles, al tumbarte boca arriba deberías quedar en una postura abierta, con cierta rotación externa de brazos y piernas, muy parecida a la posición anatómica.

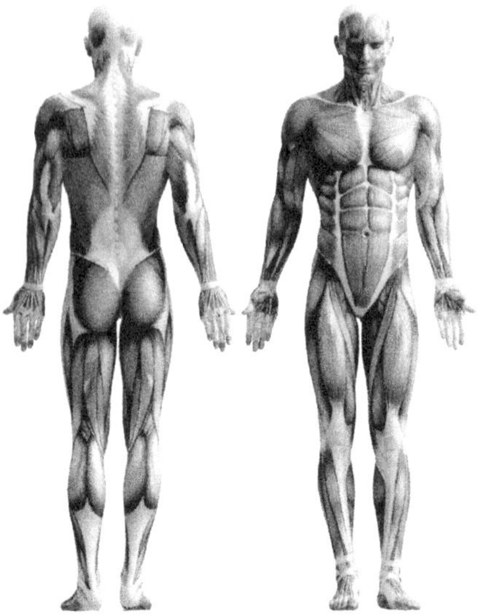

POSICIÓN ANATÓMICA
(Postura de referencia para el estudio)

1. La persona se encuentra de pie
2. Cabeza recta y vista al frente
3. Miembros superiores extendidos y abiertos a ambos lados del cuerpo
4. Palmas de las manos hacia delante
5. Miembros inferiores separados a la anchura de las caderas
6. Plantas del pie apoyadas en el suelo con sus dedos extendidos hacia delante

Es importante buscar la armonía entre los músculos flexores y extensores, teniendo en cuenta que **los flexores suelen trabajar más en la mayoría de nuestras actividades cotidianas**.

En el caso de los brazos, hay posturas que permiten no solo extenderlos, sino también abrir la caja torácica y liberar la tensión acumulada en el pecho.

No olvides que el cuerpo funciona como un equipo. No eres un conjunto de piezas sueltas, sino una red perfectamente conectada. La libertad de movimiento en los brazos favorece la apertura torácica, alivia la tensión del pecho y mejora tanto la respiración como la circulación. Del mismo modo, la buena movilidad de las piernas libera la columna, de hecho el músculo psoas y los pilares del diafragma están insertados en las lumbares. Todo ello facilita el movimiento de la pelvis, de la columna, la respiración,.. y podría seguir: sistema linfático, vascular, visceral...

Cada parte de tu cuerpo está relacionada con las demás. Si algo no funciona bien en un lugar y no se atiende, esa tensión o ese bloqueo puede acabar afectando a zonas aparentemente lejanas. Un tobillo rígido puede repercutir en la cadera. Una mandíbula tensa puede afectar al cuello o a la espalda. Incluso un problema en el pie puede llegar a impactar en las cervicales.

Por eso, **tomar CC no consiste en centrarse en una parte aislada, sino en comenzar a pensar y a sentir desde una mirada global**. Escuchar y cuidar tu cuerpo con respeto, como un todo, transforma profundamente la manera en que vivimos.

Alumna del conservatorio

Doy clase en el Conservatorio de Música de Palafrugell, en la optativa CC y salud. Es maravilloso ver a estos jóvenes practicar su instrumento con el nivel musical que van adquiriendo gracias a su disciplina y esfuerzo. La mayoría cursan la ESO, bachillerato o incluso la universidad, así que tiene mucho mérito compaginar los estudios académicos con los musicales.

Lo habitual es que lleguen con cierto nivel de estrés, y eso suele reflejarse en las cervicales, los hombros, las caderas o la respiración. Recuerdo una alumna que tocaba el violín y no lograba destensar la zona de los hombros y las cervicales.

Le propuse tumbarse boca arriba en el suelo, cerrar los ojos y conectar con su respiración. Se tomó su tiempo para ampliarla, y colocó una pelota entre la escápula y las cervicales. Poco a poco, consiguió soltar la tensión hasta el punto de no notar ya la pelota. Después repitió la experiencia en el otro lado. Cuando finalmente liberó la musculatura cervical, le pasé el violín para que lo tocara desde ese estado de relajación.

Tocó con los ojos cerrados, centrada, respirando de forma tranquila, y pudo sentir desde dónde movía el brazo, al mismo tiempo que relajaba la cabeza y las cervicales. Al acabar, se dio el tiempo de incorporarse lentamente, conservando esa sensación de no esfuerzo. Luego volvió a tocar el violín de pie, con los ojos cerrados, intentando recuperar las sensaciones que había experimentado tumbada. Aunque es evidente que la verticalidad requiere mayor tono muscular para sostenerse, sintió que podía tocar de otra forma: más relajada, más fluida, dejándose llevar por la melodía.

Espero que en este punto ya hayas recorrido un profundo camino: desde tu respiración hasta tu centro vital, pasando por la pelvis, tu postura y ahora tu columna y extremidades.

Todo este recorrido no es solo teoría; es una invitación a escucharte y a redescubrir la fuerza que siempre estuvo en ti.

Me encantaría saber cómo lo estás viviendo. Por este motivo, me gustaría muchísimo que me dejaras una reseña a través del siguiente enlace:

https://esc.anea.me/cmb_100

Las leo todas con atención y cariño, porque me ayudan a acompañarte mejor y también pueden ser **muy valiosas para otras personas** que aún dudan si iniciar este camino.

Tu voz tiene poder: al dejar tu reseña no solo me ayudas a difundir este mensaje, también inspiras a que más personas se animen a transformar su manera de estar en el mundo.

Capítulo 7

PROPUESTA PARA OTRAS PARTES DE TU CUERPO

"Cada estrategia corporal nueva se reflejará en un repertorio mental nuevo, y viceversa".
Moshe Feldenkrais

Cuando te dedicas a limpiar a fondo tu hogar, seguramente encuentras rincones donde se acumula polvo, documentos o fotos para ordenar, que durante el día a día no te impiden funcionar. ¡Pero es un gran alivio y confort cuando consigues un nivel profundo de orden y limpieza! Con el cuerpo pasa lo mismo. Cuando te tomas el tiempo de ir meticulosamente a rincones "olvidados" del cuidado diario, amplificas la integración de todo el cuerpo y el cambio es más profundo. ¡Déjate sorprender!

TUS OJOS

Tus ojos te conectan con el mundo exterior, pero también con tu interior. Aunque estén cerrados, **si piensas o visualizas algo mentalmente, se producen pequeños movimientos oculares**. La actividad mental está asociada a estos movimientos y viceversa, a través de la coordinación visiocognitiva.

Nuestro entorno exterior se ha intensificado con la tecnología. Podemos conectar con personas de casi cualquier parte del mundo e incluso con varias a la vez. Accedemos a información de todo tipo, trabajamos a distancia, vemos la televisión o plataformas audiovisuales... Todo esto puede ser maravilloso si se utiliza con sentido común, pero muchas veces nuestros ojos acaban sobrecargados. Y es que, **incluso por la noche, siguen activos durante la fase REM (Rapid Eye Movement), relacionada con la intensa actividad cerebral de los sueños.**

A través de la CC, **puedes ofrecerles una oportunidad para relajarse por completo**. Te propongo algo muy sencillo: cierra los ojos y deja que la respiración te acompañe en un "trayecto" hacia el fondo de la cavidad orbitaria, hacia su "cuna".

Tumbada o tumbado cómodamente boca arriba, cierra los ojos. ¿Están activos a pesar de haber bajado los párpados? Concéntrate en la respiración para calmar la actividad mental. Retira el estímulo luminoso colocando un saquito de semillas de lino sobre los ojos. Aunque los párpados estén cerrados, la luz puede seguir pasando. **Este saquito no pesa mucho, pero tiene el peso justo para ayudar a que la musculatura ocular ceda.** Otra opción es colocar una tela de seda o algodón con una piedrecita plana sobre cada ojo. Siente cómo, con cada exhalación, al relajarse el diafragma, la musculatura ocular se suelta poco a poco. Los ojos se dejan llevar por la fuerza de la gravedad y "caen" al fondo de su cavidad. Déjalos ir y siente ese pequeño "viaje" hacia dentro, cómo los glóbulos oculares van encontrando su sitio.

El calor es otro aliado para relajar la musculatura. Puedes calentar tus manos con un saquito de trigo caliente, o simplemente frotándolas entre sí hasta generar calor. Luego, coloca la palma suavemente sobre los ojos cerrados, de forma que el globo ocular quede justo en el hueco de la mano, sin presión, sólo creando un vacío. **Ese calor, que se retroalimenta entre la mano y el ojo, ayuda muchísimo a relajar.**

Una vez hayas conseguido relajar la musculatura ocular (siempre con los ojos cerrados), deja que tu respiración ancle esta sensación en tu memoria corporal.

Ahora que tus ojos están relajados, **te propongo estirar la musculatura extrínseca ocular.** ¿Cómo hacerlo? Si has utilizado un saquito o piedrecitas, retíralas con cuidado. Siempre desde la tranquilidad y con los ojos cerrados, muévelos suavemente hacia un lado, como si quisieras alcanzar la oreja. No muevas la cabeza, sólo los ojos.

¿Puedes mantener relajadas las cervicales? ¿Y la cabeza? Mantén los ojos en esa posición durante medio minuto o un minuto, todo lo de lado que puedas. Observa cómo se contrae la musculatura del lado hacia el que diriges tus ojos, y cómo se estira la del lado contrario. Cuando hayas estirado lo suficiente, vuelve al centro con una buena respiración. Siente el efecto del estiramiento. ¿Notas la diferencia entre un lado y el otro?

Si quieres, haz una respiración más profunda antes de repetir el ejercicio hacia el otro lado. Igual que antes: siente, estira, mantén y vuelve al centro. Luego, dirige los ojos hacia la frente, lo más arriba posible, y vuelve al centro. Acompáñalo con la respiración. Después, haz lo mismo hacia abajo, hacia la barbilla. Cada vez que termines un estiramiento, regresa al centro con una respiración más profunda.

El dibujo que han formado tus ojos es una cruz. A continuación, realiza una X: lleva los ojos al límite de las diagonales y vuelve al centro. Termina haciendo un círculo amplio en ambas direcciones y relaja por completo al regresar al centro. Respira profundamente y siente el espacio que tienen ahora tus ojos.

Para volver a abrir los ojos, simplemente deja que la luz entre al levantar los párpados. Te recomiendo que vayas enfocando poco a poco, sin forzar. Es posible que, después de esta práctica, percibas los colores más vivos.

Hoy en día, enfocamos durante muchas horas a distancias cortas y en un rango muy limitado. Eso agota la musculatura ocular. Es como si siempre hicieras el mismo movimiento con una mano o con el brazo: sabemos que el esfuerzo repetitivo puede provocar problemas musculares, tendinosos o articulares. Con los músculos oculares ocurre lo mismo. Si están horas enfocando en una pantalla a la misma distancia, se cansan y les cuesta adaptarse a otras, perdiendo flexibilidad y capacidad de adaptación.

Por eso, **te animo a que dirijas tu mirada hacia espacios abiertos, al aire libre**. Regálale a tu vista el placer de recorrer el horizonte, de contemplar la naturaleza. Es muy beneficioso para tus ojos y para ti. **A veces olvidamos que, biológicamente, formamos parte de la naturaleza, y que nuestro cuerpo está diseñado para vivir en ella.**

Historia de I.

Recuerdo a una alumna del Conservatorio de Música. Su mirada reflejaba un cansancio profundo, de ese que no solo se nota en los ojos, sino también en la expresión. Estaba en plena época de exámenes, con muchas horas de lectura de libros, pantallas, de partituras (que suelen ser pequeñas), y exigen una atención visual muy precisa. Llevaba gafas y se notaba que su vista estaba agotada.

En una de las clases de conciencia corporal, propuse unos ejercicios específicos para relajar la musculatura ocular. Al practicarlos, se dio cuenta del bien que le hacían. Sintió alivio, descanso, y notó una mejora clara en su sensación visual.

Desde entonces, ha incorporado estos ejercicios a su día a día. Los practica con regularidad, y vuelve a sentir esa mejoría. Claro, como en todo, la clave está en la constancia. Todavía me emociona su agradecimiento.

TUS VÍSCERAS Y TU SUELO PÉLVICO

Ahora, pasamos a explorar una zona menos visible, pero esencial: nuestras vísceras y el suelo pélvico. Para facilitar la comprensión del trabajo que realizamos en las sesiones, a menudo utilizo moldes anatómicos, sobre todo para mostrar aquellas partes más ocultas.Ver cómo están colocadas y cómo funcionan nos permite conocernos mejor.

Con una explicación breve y visual, es mucho más fácil ubicar estas estructuras en el propio cuerpo y favorecer la conexión con ellas. De vez en cuando, nos centramos en el sistema digestivo. Empezamos tumbadas o tumbados, ya que esta postura favorece tanto la relajación como la percepción interna. Con el tiempo y la práctica, también puedes hacerlo sentado, de pie o incluso en el baño.

Con los ojos cerrados, lleva la atención a la respiración, y concretamente al movimiento del diafragma, que va bombeando suavemente las vísceras abdominales. Incluso puedes llegar a percibir ese movimiento hasta la pelvis, las vísceras pélvicas y el periné.

Debajo del diafragma se encuentra el hígado, a la derecha, y el estómago, a la izquierda; entre ambos, el páncreas. También recorremos mentalmente el tubo digestivo, lo que suele ser una experiencia muy enriquecedora. Por detrás, a la altura de la zona lumbar, están los riñones.

Una vez que sepas ubicar cada órgano, proyecta el movimiento de una respiración lenta y profunda hacia esa zona concreta. Puedes colocar las manos sobre el lugar donde sientes la expansión de la inspiración y para notar el movimiento, dar calor y crear conexión. Al soltar el aire, busca la relajación, la sensación de peso y de soltar.

Si sufres estreñimiento u otras molestias digestivas, comprender cómo funciona tu cuerpo y acompañar con tus manos el movimiento intestinal puede ayudarte a mejorar. Todo ello, por supuesto, junto a una alimentación adecuada, una buena hidratación y una correcta postura al ir al baño (lo trataremos cuando hablemos concretamente del suelo pélvico).

Seguimos hasta el final del recorrido del sistema digestivo: el intestino grueso. Comenzamos por la zona del apéndice, situada en la parte inferior derecha del abdomen, donde termina el intestino delgado y empieza el grueso. Coloca una o ambas manos sobre esta zona y dedica unas respiraciones, sintiendo el contacto y el calor. Puedes realizar pequeños círculos para movilizar de forma amable o simplemente ir subiendo siguiendo el trayecto del colon. El recorrido va desde el colon ascendente, por el lado derecho, al colon transverso, que cruza de derecha a izquierda por la parte superior del abdomen, hasta llegar al colon descendente, que baja por la izquierda hasta la pelvis. Siempre en esa dirección: de derecha a izquierda. A medida que ganes confianza y sensibilidad, podrás profundizar en este automasaje, pero al principio lo ideal es hacerlo de forma muy sutil.

Pasamos a la relación entre el recto (la porción final del intestino grueso), y demás vísceras pélvicas con los esfínteres del suelo pélvico.

En el caso de la mujer, las tres vísceras pélvicas principales (vejiga, útero y recto) funcionan en coordinación con sus respectivos esfínteres: uretral, vaginal y anal. En el caso de los hombres, ocurre lo mismo, con la próstata en lugar del útero. **Estas vísceras tienen musculatura involuntaria, pero sus esfínteres tienen musculatura voluntaria, y a través de ellos podemos influir sobre el funcionamiento de cada víscera.**

Volviendo al recto: aquí es donde se almacenan las heces. Cuando hay una cierta cantidad, se genera tensión en la musculatura rectal y el sistema nervioso autónomo emite la señal de que es hora de evacuar. Antes de que tengamos control voluntario sobre los esfínteres (alrededor de los dos años), esa señal se procesa de forma medular y automática, indicando al esfínter que debe relajarse. **Solo cuando el esfínter anal se relaja, el recto puede contraerse para vaciarse.**

Cuando finalmente adquirimos ese control voluntario, al decidir ir al baño, deberíamos seguir el mismo orden: **primero relajamos el esfínter anal para que el recto pueda contraerse y vaciarse**. Lo mismo ocurre con la orina: **hay que**

relajar el esfínter uretral para que la vejiga se contraiga y la orina salga. ¿Qué ocurre si, con prisas, empujamos con la faja abdominal sin relajar el esfínter? Que conseguimos orinar o defecar, sí, pero no porque la víscera haya hecho su trabajo, sino porque la presión abdominal ha vencido al esfínter. Si esto se convierte en hábito, tanto el recto como la vejiga se debilitan por falta de actividad.

Si el recto pierde tono muscular queda como un globo que se ha hinchado y deshinchado muchas veces: flácido. Necesitará llenarse más para que las fibras musculares se tensen y envíen la señal de vaciado, dando estreñimiento. Además, los empujes abdominales constantes debilitan el suelo pélvico, lo que puede derivar en prolapsos, hemorroides, infecciones urinarias por vaciado incompleto... Es un círculo nocivo que altera el equilibrio natural del cuerpo.

¿Cuál es, entonces, la forma saludable de ir al baño? Muy sencilla: **relaja completamente el esfínter, ya sea el anal o el uretral. Respira con calma y permite que el sistema nervioso autónomo haga su trabajo. Que sea la víscera, y no la faja abdominal, la que se contraiga.**

Cuando termines de orinar o defecar, sin haber empujado, activa de nuevo el esfínter y recoge el suelo pélvico hacia arriba. Así el cuerpo entiende que la acción ha finalizado y la víscera puede volver a su estado de reposo.

Ir al baño debería ser un momento de calma, casi diría sagrado. Es mucho más importante de lo que a menudo pensamos. No solo porque limpiamos nuestro organismo, sino porque también podemos encontrar un instante de paz en medio del día. Además, cada vaciado es una oportunidad para conectar y trabajar con nuestro suelo pélvico.

El suelo pélvico no es solo una "hamaca" muscular o una "puerta" de entrada y salida (los esfínteres). Tiene una importancia profunda en nuestra identidad sexual y de género, así como en nuestra dimensión emocional y psicológica. Nos da control y dignidad para evacuar de forma íntima. Su pérdida de salud afecta a la autoestima y a la vida social. Es zona de placer sexual, de relación con el propio cuerpo y con otras personas. Y, por supuesto, es el lugar donde se gesta la vida humana y por donde ésta nace.

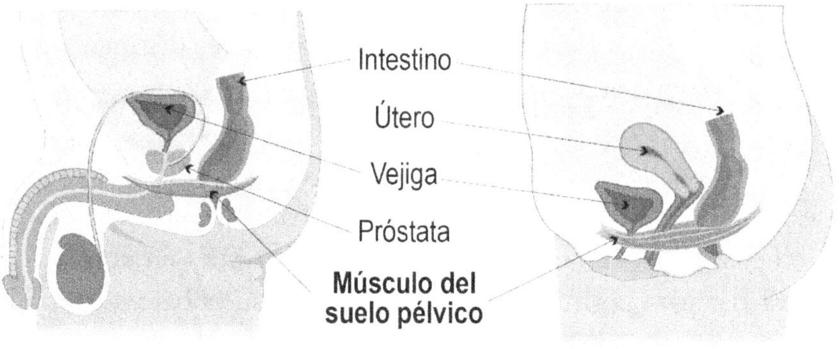

Esta parte tan valiosa de nuestro cuerpo merece respeto y un cuidado especial. ¿Se lo estás dando?

Por suerte, hoy en día se habla más abiertamente de ello. Hay mucha información, libros, vídeos, cursos y dispositivos para trabajar el suelo pélvico. **Pero recuerda: no es tanto qué haces, sino cómo lo haces.**

Cultivar la conexión con esta zona tan íntima hace que esa relación sea más profunda y significativa. Una relación consciente con ella mejora desde la digestión y la evacuación, hasta la calidad de tus relaciones y tu bienestar general.

Historia de E.

El caso de E. es un ejemplo muy claro de cómo tomar conciencia del cuerpo puede marcar una gran diferencia. Ella tenía dificultades para controlar los esfínteres, lo que le provocaba incontinencia urinaria, una situación bastante común a partir de cierta edad si nunca se ha trabajado esta zona. Puede afectar tanto a mujeres como a hombres, aunque por razones distintas debido a sus diferencias anatómicas.

En el caso de E., al empezar a conocer mejor su suelo pélvico y, especialmente, al aprender cómo ir al baño de una manera más fisiológica y consciente —relajando bien el esfínter en el momento de evacuar para permitir que la víscera haga su trabajo, y luego cerrando y recogiendo el suelo pélvico—, notó una mejoría relevante. Solo con ese cambio de hábito, su incontinencia empezó a regularse.

Quiso profundizar y explorar más a fondo. Como mujer, nunca había visto sus genitales, ya que nosotras, si no cogemos un espejo, no podemos ver esta parte de nuestro propio cuerpo. En este sentido, los hombres lo tienen más fácil. Le propuse hacerlo en casa, cuando estuviera sola, tranquila, sin prisas. Que pusiera música agradable si le apetecía, y que, con la ayuda de un espejo, observara su zona genital con curiosidad: el color, la textura, el movimiento, la flexibilidad...

Cuando ponemos atención a una zona del cuerpo, creamos más conexión neuronal. Si la activamos, hay mayor riego sanguíneo, más nutrición y más trofismo.

A partir de ese momento, empezó a conectar cada vez más con su periné, su respiración y su relación con el resto del cuerpo, con su persona. Un día, en una sesión, me dijo que por primera vez había sentido el deseo real de penetración. Que, a sus 60 años, nunca había sentido una necesidad física de penetración. Hacía el amor por la satisfacción emocional con su marido, pero ahora se sentía mucho más lubricada, vital y con deseo sexual.

TU MANDÍBULA

¿Cómo notas tu mandíbula mientras estás leyendo el libro?

La mandíbula es una de esas zonas del cuerpo que pueden mantener tensión incluso cuando estamos tumbadas y relajadas. Como comentaba antes, hay partes del cuerpo a las que les cuesta más soltar, como las ingles o los hombros, pero la mandíbula merece una atención especial.

Podríamos decir que actúa casi como una primera vértebra cervical. Cuando hay tensión en las cervicales,

la mandíbula suele estar tensa. Y al revés: si apretamos la mandíbula de forma constante, como ocurre con el bruxismo, se resiente la zona cervical, e incluso pueden verse afectados la cabeza o los oídos.

El primer paso, como siempre, es tomar conciencia de cómo está esa parte de tu cuerpo.

Una forma sencilla de empezar a soltarla es utilizando una pelota pequeña o un saquito caliente sobre la zona cervical, para favorecer la relajación. En el caso concreto de la mandíbula, es muy útil empezar por buscar la sensación de peso. Como en todo el cuerpo, cuando sueltas el aire puedes imaginar que esa parte se afloja, se deja caer, que pesa. La mandíbula tiene peso, y solo con notarlo ya te invita a soltarla.

También puedes observar qué pasa dentro de la boca: si la lengua está tensa, si empuja hacia el paladar o si está relajada. Son pequeños detalles que a menudo pasan desapercibidos, pero resultan muy reveladores.

Te propongo unos estiramientos sencillos para liberar la zona, con los ojos cerrados (recuerda que al cerrarlos ayudas a bajar el tono muscular cervical y facilitas la percepción de lo que pasa en tu cuerpo): coloca el pulgar debajo de la mandíbula y, con el índice y el medio por la parte dorsal, justo delante de la oreja (donde está la articulación mandibular), deslízalos muy lentamente, con cierta presión, hacia abajo, en dirección al mentón. Así estiras el músculo masetero, un músculo muy potente que cierra la mandíbula. Hazlo durante unos minutos y, cuando sientas que es suficiente, para. Siente la reacción. ¿Cómo está tu mandíbula ahora? Te animo a respirar profundamente, integrando las buenas sensaciones para que queden en tu memoria corporal.

Otro estiramiento mandibular: con los ojos cerrados y sin perder la conexión con la respiración, lleva la punta de la lengua como si quisieras tocar la campanilla, al fondo de tu garganta. Mantente así unos 20 o 30 segundos y relaja. Siente el efecto y haz una respiración más profunda. Repite cuantas veces lo necesites. A continuación, abre la boca y lleva la lengua hacia un lado (todo lo que puedas) y mantén la posición unos 30 segundos, para dar tiempo al músculo de la lengua y a la musculatura mandibular a que cedan. Luego relaja. Respira profundamente... y repite hacia el otro lado. Siente la reacción, el efecto de la relajación mandibular.

Antes de ir a dormir, es un buen momento para dedicar unos minutos a destensar y relajar la mandíbula.

A medida que esta zona se relaja, pueden aparecer bostezos. El bostezo es un acto reflejo que estira y relaja la mandíbula de forma natural, además de provocar una respiración más profunda que aporta más oxígeno al cuerpo. Es una señal de que la relajación está tomando protagonismo. ¡En las sesiones grupales suelen ser contagiosos!

A veces hay personas que descubren que tenían la mandíbula apretada casi todo el tiempo, y no se habían dado cuenta. Su cerebro había registrado esa tensión como algo normal. A través de la CC, han tomado conciencia de ello, y con el tiempo, cambiado esa referencia. Entonces, su mandíbula empieza a soltarse más fácilmente, porque su cerebro detecta que con la mandíbula relajada está mejor. Va asentando en su memoria corporal otra manera de estar.

Historia de C.

C tenía bruxismo (hábito inconsciente de apretar la mandíbula) tanto de día como de noche. Se estaba tratando pues llegó a un punto insoportable de dolor mandibular, de cuello y cabeza, además empezó a escuchar un zumbido en los oídos. De noche dormía con una férula dental para proteger sus dientes ya que se le habían desgastado de tanto apretar la mandíbula. Gracias a la dedicación de CC fundamentalmente para esta zona, C. consiguió revertir este hábito, principalmente de día. Con el tiempo, consiguió dormir sin férula, especialmente cuando se iba de vacaciones o en épocas en que iba más relajada. En situaciones de más estrés, notaba como volvía esa tensión a su mandíbula. Pero ahora ha aprendido a observar su cuerpo y cuenta con herramientas para detectarla a tiempo, y aligerar la tensión antes de que se intensifique de nuevo. Ya forma parte de su rutina antes de dormir.

TUS MANOS Y TUS PIES

¿Alguna vez te has detenido a pensar que todo lo que han creado los humanos, lo han hecho con las manos? ¡Todo! Edificios, libros, instrumentos, móviles... Las manos tienen un enorme valor para nuestro desarrollo psicomotor y nuestra relación con el entorno. Sirven para comunicarte, para expresarte, para trabajar, para tocar, para abrazar. El cerebro dedica una gran cantidad de neuronas a las manos: son una de las zonas con mayor representación en el "homúnculo somato sensorial y motor", ese mapa neuronal del cuerpo en el cerebro. Por esto: El cerebro dedica una gran cantidad de neuronas a las manos: son una de las zonas con mayor representación en el "homúnculo somato sensorial y motor" (ver la imagen que muestra el cuerpo humano según la cantidad de corteza cerebral que se dedica a su procesamiento). Junto con la boca, que nos alimenta, las manos son nuestras grandes herramientas de interacción con la vida.

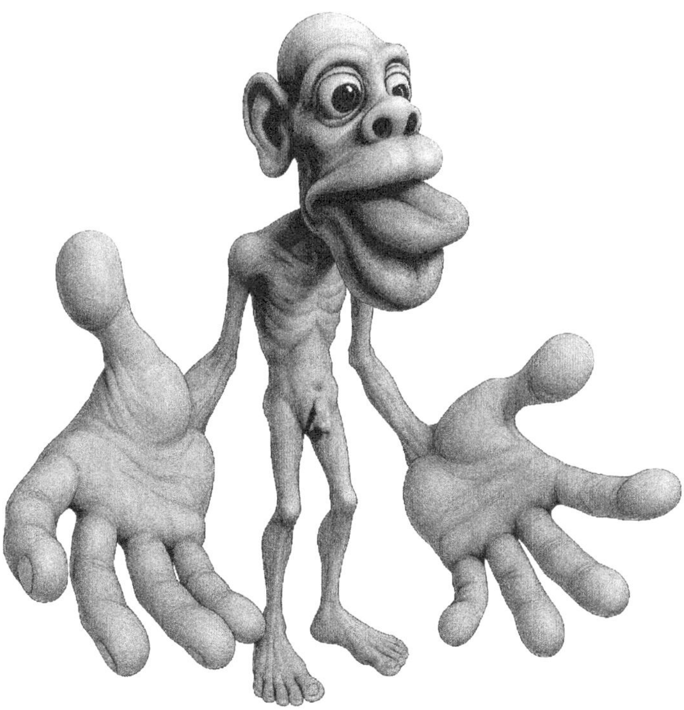

En efecto, las manos "dicen" mucho de nosotros, de nuestra historia y de cómo nos relacionamos. Así como la mandíbula puede acumular tensión inconscientemente, con las manos pasa lo mismo. De hecho, es común que no se relajen enseguida al tumbarse. particularmente "la pinza": el índice y sobre todo el pulgar.

Para favorecer la relajación en esta zona, colócate tumbada boca arriba, con los brazos abiertos en rotación externa y el dorso de las manos tocando el suelo. Cierra los ojos y acompaña el ejercicio con la respiración. Sobre la palma, puedes colocar un pequeño saquito de arena: su peso facilita que la mano suelte la tensión. En invierno, puedes sustituirlo por un saquito de trigo o huesos de cereza caliente para que el calor contribuya a relajar la musculatura. Ese simple gesto, el peso del saquito, ayuda a liberar tensiones acumuladas.

Otra propuesta interesante son los masajes en las manos. Estira suavemente cada dedo, de forma lenta y consciente, para descomprimir sus articulaciones. Y, por supuesto, **dedica atención especial a los estiramientos de los músculos flexores de la mano**, que son los que más utilizamos en el día a día. Respira, cierra los ojos y siente cómo se estiran poco a poco. Si lo necesitas, detente, respira y quédate con aquellas sensaciones placenteras. Esas son las que tu cuerpo puede integrar como nuevas referencias de bienestar.

Una parte esencial del trabajo corporal es la relación con el entorno. Además de la interocepción (percibir lo que sucede dentro del cuerpo) y la propiocepción (conciencia del movimiento), está la exterocepción: cómo sentimos el mundo exterior. Por eso, en algunas sesiones hago propuestas en parejas o en grupo. Si estamos trabajando las manos, es muy significativo poner conciencia en ellas.

Por ejemplo, una persona se coloca delante y otra detrás. Quién está detrás apoya sus manos a ambos lados de la caja torácica de la persona de delante. Para esta última, el ejercicio permite sentir qué ocurre entre las manos de la otra persona, notar el movimiento de la respiración e incluso puede ser un estímulo para respirar más profundamente. Quien realiza el contacto también puede observar mucho: ¿Sus manos están tensas, flexibles, relajadas? ¿Se adaptan con facilidad a la forma del cuerpo del otro? ¿Siente necesidad de moverlas o basta con que estén presentes? ¿Toca de forma automática o con intención? ¿Es un contacto respetuoso?

Antes de empezar, es importante que ambas personas se preparen conectando con su respiración y buscando el aplomo. Cuando la persona de delante esté lista, puede hacer una señal. Para quién está detrás, es una buena práctica para mantener la postura y la respiración, incluso mientras se está pendiente del otro. Es, de hecho, un excelente entrenamiento para la vida cotidiana, especialmente si te dedicas al cuidado de otras personas.

Porque no se trata solo de tocar por tocar. Se trata de tocar con intención. De acercarse con calma para que el cuerpo del otro —no su mente— pueda aceptar el contacto. **A veces damos permiso verbal, pero el cuerpo aún no está preparado**. Lo veremos con más detalle en la historia de Y.

Antes de continuar, quiero dedicar unas líneas a **los pies, esa parte del cuerpo que nos sostiene y nos lleva a todas partes.** Son la base de nuestro equilibrio y movimiento. Sin embargo, en nuestra sociedad, acostumbramos a llevarlos calzados casi todo el tiempo, lo que limita su movilidad intrínseca y provoca que queden "enfajados". Trabajar de forma consciente los músculos intrínsecos del pie y sus articulaciones les devuelve la fuerza y libertad de movimiento que necesitan, ayuda a flexibilizarlos y previene rigideces o problemas comunes como los juanetes.

Y no es un tema menor. Al ser la base de apoyo, **cualquier tensión o mal apoyo en los pies puede afectar al resto del cuerpo**. Incluso ciertas molestias en la zona cervical o en la mandíbula pueden tener su origen en los pies.

Te propongo un ejercicio muy sencillo para empezar: de pie, coloca en el suelo una pelota de tenis (o una más pequeña, más blanda o con pinchitos) y, apoyando un pie sobre ella, presiona suavemente a modo de masaje. Si puedes hacerlo con los ojos cerrados y acompañando con una respiración consciente, notarás mucho más el efecto.

Pasa la pelota por el talón, el arco plantar, los dedos... en dirección longitudinal y transversal. Si tienes juanetes, utiliza una pelota pequeña y, con cuidado, intenta bajar el dedo gordo hacia el suelo mientras los otros dedos permanecen arriba.

Cuando sientas que has terminado, apoya el pie masajeado en el suelo y cierra los ojos. Observa las sensaciones:

—¿Notas diferencia entre ese pie y el otro?

—¿Cómo sientes el hemicuerpo del lado del pie que has masajeado?

—¿Ha cambiado la superficie de apoyo? ¿Se ha hecho más amplia?

—¿Y la temperatura? ¿Es distinta a la del otro pie?

Este tipo de automasaje es especialmente recomendable si llevas mucho tiempo utilizando el mismo calzado, si usas tacones con frecuencia o si, con la llegada del calor, pasas a sandalias que modifican tu forma de caminar. A continuación, te comparto un vídeo con el ejercicio para que puedas seguirlo paso a paso.

https://esc.anea.me/cmb_40

Insisto que muchos problemas de otra parte del cuerpo pueden venir de los pies. Todo está conectado en nuestro organismo, y si pisas mal, tu estructura se desequilibra. Trabajar la musculatura intrínseca y las articulaciones de los pies para "despertarlos" e integrarlos en la conciencia corporal, lo puede cambiar.

Historia de S.

En esta ocasión propuse un ejercicio en pareja con las manos colocadas a los lados de la caja torácica, como ya expliqué en el apartado dedicado a las manos.

S. se colocó junto a L., una mujer de 83 años, muy amorosa. Cuando le tocó a S. situarse delante para recibir el contacto, cerró los ojos, respiró profundamente y dio el permiso. L. se acercó muy lentamente y esperó unos segundos antes de posar las manos. Al cabo de un rato, finalmente contactó, muy despacio, con la caja torácica de S. Permaneció allí durante varias respiraciones y, al terminar, se retiró con suavidad.

Después de una práctica a dos, siempre dejamos un momento para compartir sensaciones o simplemente agradecer el tiempo y el cuidado recibido. L. explicó que tardó en colocar las manos porque, aunque S. le había dado el permiso, percibía tensión en su cuerpo y quiso darle más tiempo para relajarse. S., por su parte, contó que, efectivamente, estaba tensa. Había estado ingresada en el hospital durante un tiempo y, tras todas las pruebas y tratamientos, su cuerpo se había sentido invadido. Hacía mucho que no experimentaba un contacto tan respetuoso y amoroso. Se emocionó al contarlo.

Capítulo 8

TU POSTURA

"El movimiento es una medicina
para crear el cambio físico,
emocional y mental".
Carol Welch

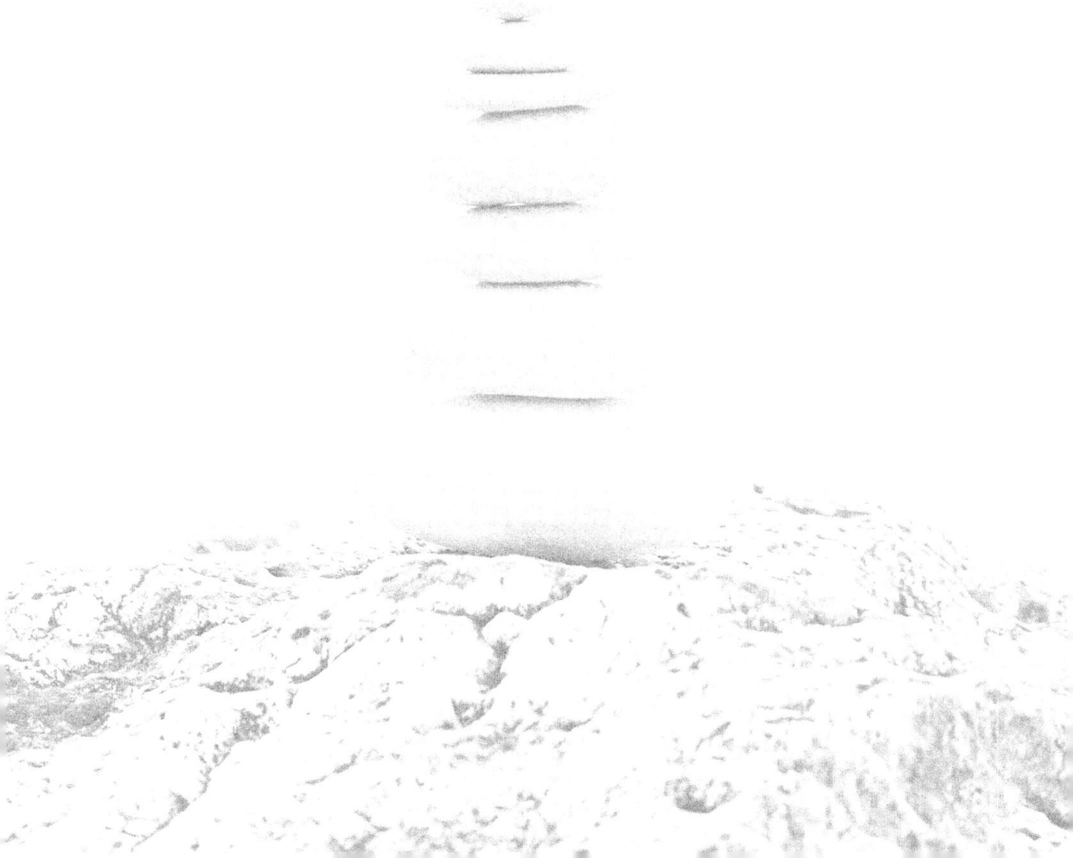

Nuestra postura no es solo una forma de sostenernos en pie o sentarnos. En muchos sentidos, es una expresión viva de quiénes somos. Refleja tu historia, tu mundo interior y tus emociones más profundas. Es la manera en que habitas tu cuerpo y dice mucho sobre cómo convives con la vida.

La tendencia mental y emocional influye directamente en la postura. Alguien que vive con miedo tiende a cerrar el pecho y a mirar al suelo. En cambio, si se siente con confianza, se abre de forma natural. Pero también ocurre al revés: si modificas conscientemente tu postura, puedes transformar tu estado de ánimo y sentirte más presente, más conectada o conectado contigo misma/o.

Además, la postura influye en el tono muscular, en la forma de respirar, en la digestión, la circulación e incluso en la presión que soporta el suelo pélvico. Tomar conciencia de ella, observarla y escuchar lo que necesita para transformarse —más que "corregirla"— es una oportunidad para iniciar un proceso que te conecte con tu esencia más profunda.

EL DECÚBITO

La postura de decúbito hace referencia, simplemente, a estar **tumbado o tumbada**. Dependiendo de la parte del cuerpo que esté en contacto con la superficie, hablamos de decúbito supino (boca arriba), prono (boca abajo) o lateral (izquierdo o derecho). Pero más allá de lo técnico, el decúbito puede ser una invitación a soltar el cuerpo sobre el suelo y dejarse sostener.

Muchas veces, cuando nos piden colocarnos en una "mejor postura", nos forzamos, nos volvemos casi rígidos, como si existiera una forma correcta e inamovible de estar. Pero no es así. **La postura es un proceso dinámico, un equilibrio en movimiento, incluso cuando estamos tumbados, aunque sea solo para dejar fluir el sutil movimiento de la respiración**.

Te propongo que te tumbes en el suelo con los ojos cerrados, para percibir mejor lo que ocurre al respirar. ¿Entregas todo el peso de tu cuerpo al suelo? ¿Hay alguna parte que esté aguantando? ¿Sientes tensión en algún lugar? Observa si te sientes alineada o alineado, hacia dónde se dirige el movimiento de la respiración... Dale tiempo a tu cuerpo, a tu respiración.

A medida que el tono muscular desciende, el cuerpo se deja llevar por la fuerza de la gravedad. A veces, incluso sabiendo que no podemos caer más allá del suelo, tendemos a mantenernos en tensión. Dale tiempo a tu cuerpo para que confíe. Cuando llegamos a este punto, podemos jugar con el movimiento de la respiración: dejar que recorra la columna, expandir hacia los lados o, si hay una escoliosis, aprovechar para desrotar y abrir espacios más retraídos.

Hay personas que, de manera natural, logran entregarse con facilidad. Otras necesitan más tiempo. No es algo mental ni intelectual, es una cuestión de sentir. No hay ninguna prisa: solo túmbate, respira... permite que el movimiento de tu respiración fluya en tu cuerpo. Algo tan sencillo puede ser transformador.

Historia de Z

Z no sentía que tuviera ninguna tensión en especial al llegar a la sesión. Se tumbó en el suelo con tranquilidad, aunque muy pendiente de lo que ocurría a su alrededor. Su respiración era corta y, cuando pregunté si se sentía relajado y cómo notaba el contacto de su espalda con el suelo, respondió que estaba cómodo.

Al cerrar los ojos y concentrarse en su respiración, empezó a notar que era más bien superficial y que el movimiento se localizaba en la parte anterior de la caja torácica.

Le propuse colocar dos saquitos de trigo calentados a lo largo de la columna. La sensación del calor le resultó muy reconfortante, especialmente porque era invierno y apetecía esa calidez. Empezó a respirar más profundamente, llevando el movimiento de la respiración hacia la espalda, justo donde estaban los saquitos.

Se sorprendió mucho al sentir cómo el movimiento respiratorio alcanzaba la columna: ¡era la primera vez que lo notaba! Llegó a adaptarse tanto a los saquitos que dejó de percibirlos. Cuando los retiró y volvió a contactar con el suelo, la sorpresa fue aún mayor: sentía mucha más superficie de apoyo en la espalda. Percibió cómo el movimiento de su respiración era ahora mucho más amplio y recorría toda la espalda.

Las tensiones, que muchas veces pasan desapercibidas en posición vertical, pueden hacerse más evidentes cuando el suelo nos sostiene. Si además cerramos los ojos y afinamos las sensaciones, ahí es donde puede empezar el verdadero cambio.

LA BIPEDESTACIÓN

Es la postura que distingue al ser humano del resto de los animales. Nuestro cuerpo, a lo largo de la evolución filogenética, ha desarrollado la capacidad de adoptar la bipedestación: esa verticalidad que nos permite mirar lejos, proyectar la voz, alzar los brazos, abrazar con todo el cuerpo, manipular con las manos... pero que, a su vez, puede alejarnos de nuestra conexión corporal más profunda.

En el trabajo corporal consciente (CC), suele empezarse desde el suelo, ya que esta posición favorece la disminución del tono muscular, agudiza la percepción y permite sentir la respiración y ampliarla, regulándola según las necesidades del momento. Sin embargo, al pasar a la bipedestación, el cuerpo se enfrenta al reto de sostenerse frente a la fuerza de la gravedad, apoyado únicamente en los pies, cuya base es pequeña en comparación con nuestra altura.

Alrededor del primer año de vida comenzamos a encontrar ese equilibrio sobre nuestros pies. Todo el desarrollo motriz anterior, iniciado en el suelo, prepara el tono muscular y la congruencia articular necesarios para sostener la posición vertical: empezando tumbado boca arriba, girar, boca abajo, arrastrarse, gatear sobre rodillas, sentarse, gatear con rodillas elevadas (parecido a los primates), ponerse en pie y, finalmente, caminar. **Saltarse alguna**

de estas etapas como el gateo puede condicionar la manera en que el cuerpo se instala en la verticalidad. Del mismo modo, sentar a un bebé antes de que esté preparado para hacerlo por sí mismo puede afectar negativamente su postura. Esto puede generar tensiones musculares y posiciones articulares inadecuadas, perjudicando el aplomo e incorporando tensiones, desalineaciones y compensaciones en la memoria corporal.

En este sentido, la **pediatra Emmi Pikler** realizó un trabajo excepcional que demuestra los beneficios de respetar el ritmo individual de cada bebé, la importancia de permitir la libertad de movimiento en el suelo y el valor de una relación afectiva presente, atenta y disponible, pero sin anticiparse a las acciones del bebé, niño/a.

A través de la CC, es como si volviéramos a transitar esa progresión natural para reencontrar un aplomo y una presencia libres de rigidez y tensión. Se inicia la sesión en el suelo y se finaliza de pie.

Al llegar a la bipedestación, se prepara la base: los pies. Si están rígidos, la base de sustentación se reduce. A partir de ahí, es importante que tobillos, rodillas y caderas se mantengan flexibles. La pelvis, la columna y la cabeza deben estar alineadas, pero no rígidas; alineadas con libertad de movimiento.

Dentro del cuerpo, todo está en constante movimiento. **Pretender mantener una posición completamente inmóvil va contra nuestra naturaleza**. Es esencial permitir que fluya el movimiento interno, el de la respiración, e incluso buscar pequeños ajustes cuando, por trabajo o circunstancias, debemos permanecer de pie sin desplazarnos, como al hacer cola en el supermercado.

Te animo a que, en lugar de luchar contra la gravedad, la utilices como estímulo para crecer hacia arriba. Explora, de vez en cuando, una sutil autoelongación desde el enraizamiento de tus pies y el impulso de tu respiración. Al inspirar, permite que la expansión suba, generando una sensación de ligereza; al exhalar, siente el enraizamiento hacia los pies, especialmente en los talones. Y cuando te relajes de pie, deja que fluya el movimiento interno, porque incluso en la aparente quietud, el cuerpo nunca está completamente estático.

Historia de M

M. llegó por primera vez con el cuerpo apretado como una caja fuerte. Lo suyo era sostenerse con firmeza, como si la rigidez fuese sinónimo de seguridad. De pie, siempre recta, en control.

Durante la sesión, después de trabajar tumbadas, propuse que se incorporaran lentamente, manteniendo los ojos cerrados. Al llegar a la vertical, algo la desconcertó: sentía como si estuviera en un barco mecido por las olas. Al principio pensó que se mareaba y creyó que iba a caer. Abrió los ojos de golpe, como si el equilibrio solo pudiera hallarse a través de la vista.

Con el tiempo, tras unas cuantas sesiones, fue soltándose y ganando confianza en sus pies, sin depender tanto de la mirada. M. fue descubriendo que, al llegar a la vertical después de liberar tensiones, su cuerpo se reajustaba mediante un pequeño balanceo para encontrar el aplomo. Empezó a percibir que incluso en la quietud había movimiento, y que su cuerpo se equilibraba al ritmo de la respiración. Poco a poco, se iba deshaciendo de la rigidez que la había sostenido durante tanto tiempo, encontrando la fuerza sin tensión. Me dijo textualmente que sentía que estaba ganando confianza en su cuerpo, en sí misma.

LA SEDESTACIÓN

Una postura que requiere especial atención en nuestra sociedad sedentaria.

Al sentarse, la base de sustentación está en la pelvis, concretamente en los isquiones, y, en principio, también en los pies, que deberían estar en contacto con el suelo.

La naturaleza ha diseñado la pelvis con una precisión admirable para todas sus funciones. En el caso de la sedestación, resulta llamativo que la base de la pelvis no sea plana. Podríamos pensar que una plataforma lisa sería lo más funcional, con sus orificios para los esfínteres, pero no es así. **La base de la pelvis presenta unos huesos puntiagudos, con un borde ligeramente redondeado, preparados para recibir el peso del tronco**. De hecho, en inglés —idioma práctico donde los haya— los llaman "sitting bones" (huesos para sentarse). En español: isquiones.

Cuando nos apoyamos realmente sobre los isquiones, podemos alinear la cabeza con la columna respetando sus curvas naturales. Además, **este apoyo favorece un ligero balanceo que evita la rigidez de la columna y permite que no quede estática**.

Sin embargo, en nuestra sociedad, donde la mayoría de los asientos son acolchados, es más difícil percibir los isquiones. Con el tiempo, pierden su protección anatómica natural y, además, la pelvis puede quedar fijada en una determinada posición por el mullido del asiento. Es lo que ocurre, por ejemplo, al sentarse en un sofá, donde la pelvis bascula hacia atrás respecto a los isquiones, provocando una flexión de la columna.

Estas posiciones estáticas, con la columna en flexión y apoyada en el respaldo, sobrecargan la estructura ligamentosa posterior, cuya función es limitar la flexión para proteger la médula espinal. Estos ligamentos también ayudan a estabilizar la columna y mantener su alineación, pero no son elásticos ni contráctiles. Así, cuando los músculos de la espalda se relajan por el apoyo del respaldo, los ligamentos acaban sobrecargados, lo que puede desencadenar molestias o incluso un lumbago si esa postura se mantiene durante horas, como suele ocurrir en determinados trabajos o al ver la televisión.

Nuestra columna está concebida para moverse. Las posiciones estáticas no deberían prolongarse demasiado tiempo. Por eso, en las sesiones nos sentamos sobre una superficie dura: para percibir mejor los isquiones. La forma de la base de la pelvis está diseñada para permitir el movimiento en sedestación. **Al sentarse sobre los isquiones, la columna encuentra con mayor facilidad el aplomo y el movimiento sutil.**

En fases más avanzadas de CC, esta exploración se intensifica. Al principio, si no se está acostumbrado a sentarse sobre una superficie dura, los isquiones pueden molestar, ya que habrán perdido su protección natural. Pero, con la práctica, el cuerpo recupera esa protección: vuelve a "fabricar" el cojín natural del isquión. En culturas donde no existen los asientos blandos y donde se sigue usando el suelo o superficies de madera, este "cojín natural" de los isquiones no se pierde y al sentarse no se nota la dureza del asiento.

En trabajos que exigen pasar muchas horas sentados, es clave dejar que el movimiento fluya desde la columna a partir de los isquiones. Cuando esto se consigue, el respaldo ya no resulta necesario. **Por extraño que parezca, sentarse así cansa menos y permite mantenerse más atento, vital y concentrado.**

Sentarse de forma "correcta" va mucho más allá de alinear la espalda. Se trata de sentir la base —los pies y la pelvis, como un trípode—, de permitir el movimiento fluido de la respiración y de no dejar de buscar el equilibrio, el aplomo. De hecho, con esta intención de facilitar un movimiento constante y natural, se han popularizado las pelotas grandes para sentarse o los cojines inflables que se colocan sobre el asiento.

A medida que se avanza en CC, una propuesta interesante para encontrar el aplomo consiste en sentarse sobre una tabla de madera colocada sobre un palo. Explorar la base, la respiración, el balanceo, liberar posibles tensiones... Descubrir ese punto de mínimo esfuerzo y máxima eficacia.

Te lo muestro en el siguiente vídeo:

https://esc.anea.me/cmb_50

Historia de S

La historia de S. es un ejemplo claro de cómo el simple acto de sentarse puede convertirse en un punto de inflexión. Pasaba muchas horas en la oficina, siempre sentado, pero no de forma consciente, sino con ese hábito tan extendido de dejarse caer sobre el respaldo. Buscaba descanso, y creía que cuanto más blando fuese el asiento, mejor.

Un día, durante una de las sesiones, hicimos ese gesto casi simbólico de colocar los isquiones con las manos. Los movimos, los exploramos, y percibimos cómo podían recolocarse, de forma simétrica o asimétrica. Fue entonces cuando S. descubrió algo revelador: cuando los isquiones están bien posicionados, sentarse resulta mucho más fácil, incluso sobre una superficie dura. Ya no necesitaba tanto esfuerzo. Podía mantenerse en equilibrio, con menos tensión y el tono muscular justo.

Hasta entonces, había pensado que cuanto más blando el asiento, mejor, menos carga soportaría su cuerpo. Pero no. Lo blando le hacía hundirse, le robaba el eje y le obligaba a depender del respaldo. Al sentarse sobre una superficie firme, sin apoyar la espalda, su pelvis y su columna se activaban. Aparecía un movimiento constante, sutil, un reajuste continuo de la musculatura que sostiene su espalda. Logró un reparto más equilibrado del esfuerzo, como una pequeña danza interna que protegía sus articulaciones.

Y sí, eso contradecía sus creencias previas: "Si me apoyo, descanso". Pero al apoyarse, el tono muscular descendía y la carga no desaparecía, simplemente dejaba de ser sostenida por el músculo y pasaba directamente a los ligamentos y las vértebras.

Aquello cambió por completo su forma de estar en la oficina. Se sentía más despierto, más eficiente. Y, sobre todo, ¡dejó de dolerle la espalda!

LOS DESPLAZAMIENTOS: ANDAR, BAILAR, CORRER, NADAR...

Nuestros cuerpos nunca están en pausa. Incluso en la quietud, hay un movimiento interno constante. Entonces, si eso ocurre cuando estamos inmóviles, ¿qué sucede cuando nos desplazamos? **El cuerpo vive en un equilibrio y desequilibrio continuo.**

Puede gestionarlo de forma automática, pero cuando lo haces con conciencia, la calidad del movimiento cambia por completo.

Si decides regalarte un momento para ti, puedes realizar cualquiera de las propuestas del libro en casa, en un espacio tranquilo. Tumbado/a en el suelo, puedes colocar la columna sobre un rulo o bien hacer el medio puente, el estiramiento de la cadena muscular posterior...y luego de pie, masajear los pies con la pelota; cualquiera de ellos te prepara para desplazarte de manera más consciente, más flexible y amortiguando el impacto. Recuerda que lo importante es cómo lo haces.

La respiración es la base y los ojos cerrados te aumenta la percepción interna. Dale tiempo a tu cerebro para que guarde en la memoria corporal las sensaciones que para ti sean buenas.. Y cuando termines, siente tu postura. Busca la flexibilidad en todas las articulaciones, para desplazarte sin perder la calidad del contacto de los pies con el suelo, con los ojos cerrados y la respiración presente, despega lentamente el pie. Percibe cómo te propulsas. Explora el equilibrio al quedar sobre una sola pierna. Siente cómo aterriza de nuevo el pie. ¿Llega primero el talón u otra parte? ¿Están rígidos tus pies? ¿Notas que tus articulaciones amortiguan el paso? ¿Con qué parte del pie te impulsas? **Prueba a caminar con conciencia, como si fuera la primera vez.** Da pasos pequeños, hacia delante, hacia atrás, de lado o con giros. Camina como en una meditación en movimiento.

Puede que al principio te cueste hacerlo con los ojos cerrados. Es habitual tener miedo a tambalearse o chocar con algo. Pero a medida que confías en tus pies, vas ganando base y estabilidad. Si te desplazas con suavidad, no hay riesgo de choque. Como mucho, si topas con algo, será un contacto suave pues la lentitud evita que sea un impacto. Si lo practicas, en un espacio conocido de casa, el cuerpo va aprendiendo a ser más flexible, asegurar la base, amortiguar el impacto...lo va integrando para cuando andes por la calle o vayas a correr, sabrá moverse con más soltura.

Recuerdo una sesión grupal en la que alguien dijo: "Con los ojos cerrados me da miedo moverme, por si me choco con alguien". Sin embargo, se sorprendió al descubrir que podía percibir a las personas o la pared antes de tocarlas. Fue bonito ver su alegría. Evidentemente, estoy presente, atenta a que nadie se haga daño y guiando con mi voz, haciendo preguntas para despertar la conciencia. Pero si por algún motivo no lo viera, todo se realiza con tal respeto y delicadeza que no hay choque, hay encuentro. Como si los cuerpos se saludaran suavemente, sin sobresaltos. Cuando estás muy presente, los sentidos se agudizan, y puedes percibir si hay algo o alguien delante.

Los primeros días es normal abrir un poco los ojos, solo por si acaso. Forma parte del proceso. Con el tiempo, confías más en tu percepción, y los ojos ya no son tan necesarios. Descubres que puedes caminar desde dentro, que cada paso puede ser un gesto de escucha. A medida que avanzas en la CC, esa conexión interna permanece incluso con los ojos abiertos. Incluso si aceleras el movimiento: al correr, bailar...

Bailar es una de las formas más hermosas de conectar con el cuerpo. Suele nacer del placer, motivado por la música (otra maravilla) que te vincula con tu ser. Es todo un arte: conseguir fluidez, armonía entre tu cuerpo y la música, encontrar esa sintonía con la vida.

Es fascinante cómo la música nos toca a todos de forma similar y distinta al mismo tiempo. Tiene el don poderoso de unir cuerpo, emoción e imaginación. Si te dejas llevar, los movimientos se vuelven más auténticos. Según la necesidad, puedes optar por percusión o música africana, que estimula el enraizamiento y la conexión con la tierra. Invita a pisar con fuerza, a hacer vibrar tu centro vital. En cambio, ciertas piezas de música clásica, o melodías con un matiz más etéreo, despiertan la sensación de ligereza, dan ganas de elevarse del suelo.

Cada cuerpo es un mundo, con sus propias necesidades, limitaciones y fortalezas. Lo que es adecuado para una persona puede no serlo para otra. Por eso, la guía es tu propio cuerpo. Con el conocimiento adecuado, puedes buscar lo mejor sin imponer posturas o movimientos forzados. No hay una única forma correcta de caminar, bailar, correr o moverse. Solo una base y aplomo que cuidar.

Cada cuerpo tiene su propio ritmo y sus propias señales. Aprender a escucharlas es fundamental. No todas las personas tienen una alineación perfecta de las articulaciones, ya sea por su anatomía o por lesiones previas. Forzar posturas que no se adaptan a tu cuerpo puede generar más tensión y bloqueos. Aun así, existen formas de moverse más eficientes, que puedes explorar con la CC sin necesidad de forzar. Con el tiempo y la práctica, puedes disolver hábitos perjudiciales.

Cada cuerpo tiene su historia, y esa historia necesita ser respetada. Para sanar, para avanzar. Hay algo hermoso que conviene recordar siempre: no hay un único camino hacia el bienestar. Cada cual tiene el suyo. Y lo que de verdad importa es cómo te sientes, cómo responde tu cuerpo a esos pequeños cambios.

Correr y nadar

Correr y nadar son dos actividades que me encantan. Mi experiencia en ambas ha sido, como muchas cosas en mi vida, una mezcla de instinto, placer, conciencia y aprendizaje.

Cuando empecé a correr con atención plena, me centré en sentir el impacto del suelo y en cómo amortiguarlo activando el suelo pélvico. Buscaba la autoelongación mediante el trabajo excéntrico de los paravertebrales, especialmente en el momento en que los pies se separan del suelo. Me ayudo de la faja abdominal y de la respiración para dosificar la energía y facilitar el movimiento. Exploro incluso cómo se activaban los pies dentro del calzado deportivo para mejorar la propulsión, conseguir una buena base al contactar con el suelo y amortiguar con todas las articulaciones: desde el arco plantar, las rodillas y la pelvis hasta la columna.

La búsqueda de llevar el centro de gravedad al punto óptimo se convierte en un juego del que disfruto enormemente. Y lo mejor es que, cuando esa conciencia corporal se integra, se gana eficiencia, rendimiento y resistencia.

Es maravilloso cómo, **al poner conciencia en el cuerpo, se alcanza un equilibrio perfecto entre fuerza y soltura**. Da la sensación de pesar menos, como si el impacto se absorbiera no solo con las piernas, sino con todo el cuerpo. Para llegar a ese nivel de atención en cada rincón del cuerpo, hacen falta práctica y ganas de explorar, saboreando el proceso y cada sensación. La respiración consciente es el vehículo que nos permite entrar en ese estado.

Con la natación también he experimentado el placer de moverse dentro del agua con la mínima resistencia, dejando que el movimiento fluya. Aquí, de nuevo, la respiración consciente se convierte en una herramienta de gran valor, diría incluso imprescindible.

Es interesante notar cómo, incluso dentro del agua, tu centro de gravedad puede proyectar fuerza hacia las extremidades. Involucrar el suelo pélvico en el movimiento de la respiración transforma la manera de nadar. Prestar atención a detalles sutiles: cómo se mueven las escápulas y las cervicales al desplazar los brazos, cómo ajustar la fuerza en la cadera y la rodilla durante la batida de piernas, cómo soltar tobillos y pies de forma agradable.

Con la práctica, llega un momento en que la Conciencia Corporal (CC) se integra en tu manera de estar en el mundo. Disfrutas del simple hecho de estar contigo, y desde ese bienestar, participas con mayor presencia y respeto en todo lo que te rodea.

Capítulo 9

TRATAR A OTRAS PERSONAS DESDE LA CONCIENCIA CORPORAL

"De alguna forma todo es una conexión que puedes permitir o impedir, hacia el otro y hacia ti mismo. Cuando la permites, te permites una posibilidad de vivir completamente distinta".
Charlotte Selver

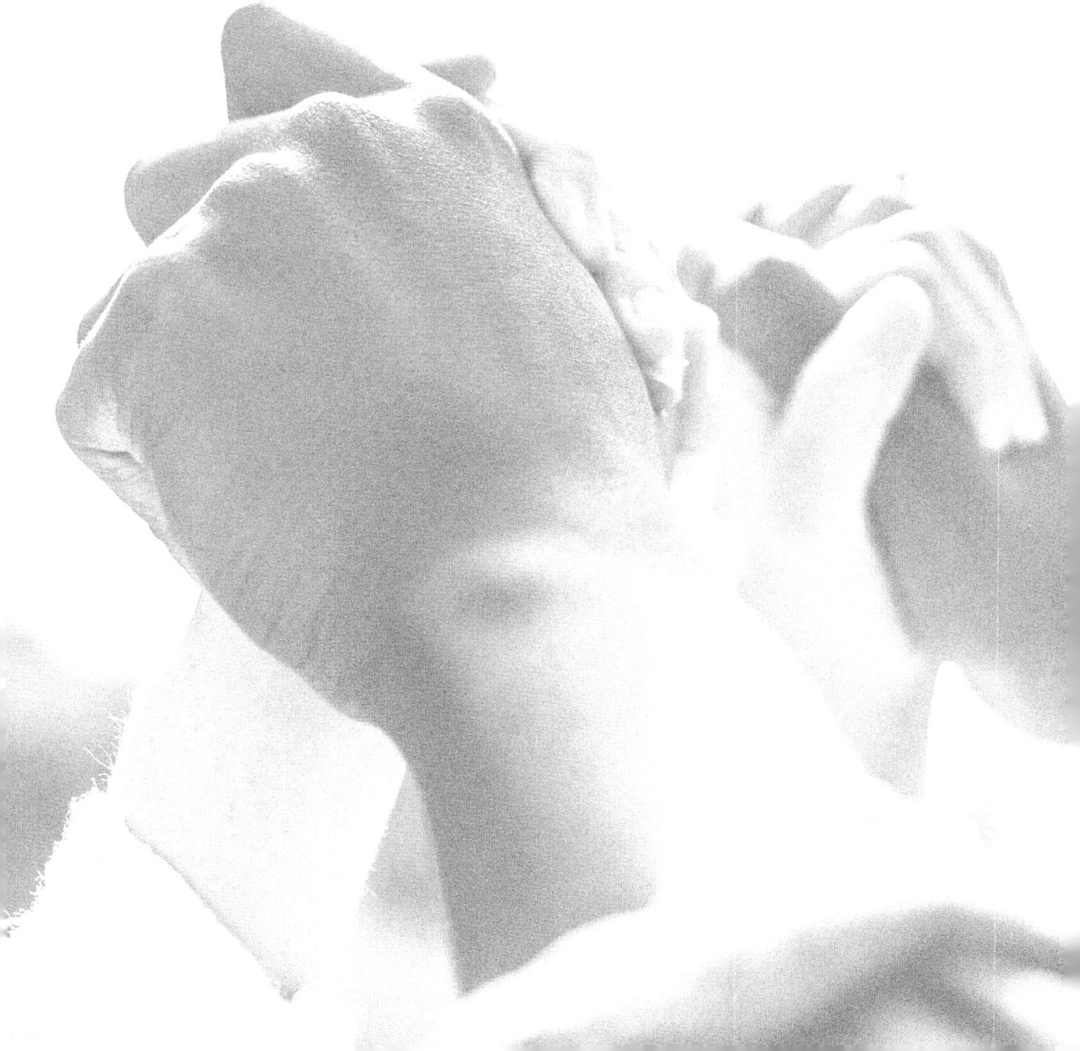

Atender y tratar a otra persona implica mucho más que estar disponible. **Significa estar verdaderamente presente, receptivo, con la capacidad de ver al otro sin prejuicios ni distracciones.** Pero en ese acto de entrega, ¿qué ocurre con tu cuerpo, con tu estado emocional, con tu respiración? ¿Dónde quedas tú en todo esto?

En este capítulo vamos a explorar cómo cuidar sin perderte en el proceso. Hablamos de una conciencia simultánea, de una práctica que te permite **estar plenamente con el otro sin desconectarte de ti, logrando que el encuentro beneficie a ambas partes.**

A menudo, cuando nos volcamos en los demás, nos olvidamos de nosotros mismos. La clave está en encontrar un equilibrio delicado, en aprender a incluirte en el proceso de cuidar al otro desde la Conciencia Corporal. Se trata de no perder de vista tus propias necesidades mientras acompañas, sin diluirte en las del otro.

En este contexto, el cuerpo se convierte en una herramienta esencial. A través de la CC, podemos detectar cuándo nos estamos sobrecargando, y también cuándo le está ocurriendo a la otra persona. Percibir cuándo la respiración se acorta o se bloquea, o cómo aumenta el tono muscular generando tensión. Si prestamos atención a estos detalles, sabremos identificar el momento en que estamos absorbiendo demasiado de lo ajeno y necesitamos parar, respirar, volver a nosotras/os.

En lugar de agotarnos, podemos aprender a sostener y ofrecer desde una energía renovada, desde un lugar de cooperación y respeto mutuo. Este cuidado consciente beneficia a ambas partes: acompañar desde un estado de bienestar propio mejora la calidad del dar y recibir, y genera un equilibrio que aporta una satisfacción profunda a todas las personas implicadas.

CUIDARTE MIENTRAS ATIENDES A OTRA PERSONA

Si en los primeros capítulos hablamos de cómo trabajar la CC de forma personal, ahora nos centramos en cómo su integración nos permite relacionarnos con los demás desde una presencia más profunda, especialmente al tratarlos o acompañarlos. En realidad, la CC no se limita al autoconocimiento; se amplía a la manera en que vivimos, a cómo nos conectamos con otras personas, con la naturaleza... a cómo cuidamos las necesidades del otro sin perder de vista las propias.

Cuando integras la CC en tu memoria neurológica, queda incorporada tan profundamente en ti que ya no necesitas pensarla: simplemente la vives. Tu cuerpo posee esa sabiduría, y solo necesitas reconectar con ella para que fluya de manera natural. No solo cuando practicas o lo descubres a través de los ejercicios, sino también en tu día a día.

Lo especial de este proceso es que, cuando alcanzas un nivel profundo de CC, puedes utilizarla para conectar mejor con otras personas sin que esa conexión te haga perderte. Eres más consciente de lo que le ocurre al otro y, al mismo tiempo, de lo que sucede en ti.

Durante las sesiones, a veces hago propuestas a dos o en pequeños grupos, para explorar cómo, estando presentes en nuestro propio cuerpo, podemos atender a los demás sin desconectarnos. Antes de realizar un trabajo con otra persona, nos tomamos un tiempo para preparar el aplomo, conectar con la respiración hasta sentirnos listos. Una vez nos dan el permiso —por ejemplo, si una persona va a sostener el brazo de otra—, para quien deja el brazo es una oportunidad de comprobar si realmente lo relaja por completo.Y para quien lo sostiene, es un momento para observar qué ocurre con su propia respiración mientras lo hace, cómo está su aplomo, si está utilizando más esfuerzo del necesario... Al finalizar, nos damos otro instante para percibir la reacción. ¿He tensado la mandíbula? ¿Se ha alterado mi respiración?....

Con la práctica, estas experiencias empiezan a trasladarse al trabajo, al hogar, a las conversaciones... Llega un momento en que surgen de forma espontánea: lo notas, lo sientes, y esa energía te permite estar más presente contigo mismo y con quien tienes delante. Curiosamente, muchas veces el estrés o la ansiedad se originan precisamente cuando nos desconectamos del momento presente, de nuestro propio cuerpo.

Cuando comencé a acompañar a personas de forma más profunda, me di cuenta de que podía perderme con facilidad en las necesidades del otro. Esa sobrecarga de empatía me hacía sentir, en ocasiones, incluso sus dolores o malestares físicos y emocionales. Fue una etapa de aprendizaje: ofrecer un cuidado de calidad sin dejarme arrastrar por sus historias, sin perder el equilibrio entre el acompañamiento atento y la protección de mi propio bienestar.

Con el tiempo, fui encontrando una forma de acompañar desde una presencia significativa, fruto del equilibrio entre la empatía hacia el otro y la capacidad de no absorber su experiencia. Lo podríamos llamar "conciencia simultánea": ser consciente de lo que le ocurre al otro sin que esa conexión te desborde, sin dejar de cuidar tu propio cuerpo.

Cuando conoces lo que sucede con tu respiración en distintas situaciones, con el tono muscular de tu cuerpo, con tu manera de moverte, puedes percibir mucho más fácilmente lo que le está ocurriendo a la otra persona. Es importante saber distinguir lo que es tuyo y lo que no, para no perderte en el proceso. Imagina que tocas a una persona muy tensa, le das tiempo para que su cuerpo se mueva, la guías sin tensionar tu cuerpo para que la fluidez de tus movimientos le ayude a soltarse... Es un proceso constante de ajuste y aprendizaje. La vida.

El trabajo de la conciencia simultánea implica un ejercicio de autoconciencia en relación con la otra persona. ¿Cómo te sientes tú? ¿Cómo está tu respiración? ¿Y tus hombros, cuando sostienes una pierna? ¿Estás apretando la mandíbula? ¿Y tu aplomo? Cuida especialmente tu respiración para mantener la energía y la calma necesarias para acompañar al otro.

A mayor bienestar y fortaleza interna, mejor podemos tratar a los demás. La CC nos ayuda a seguir conectados con ese bienestar y esa fuerza interior cuando acompañamos a alguien que está pasando un mal momento. La clave está en encontrar ese equilibrio, en comprender que **acompañar es un acto de amor hacia el otro, pero también hacia ti mismo/a.**

De hecho, es una oportunidad para enriquecer la relación con uno mismo y con los demás.

Historia de una propuesta a dos

El masaje con la pelota que he sugerido anteriormente también puede realizarse con otra persona. Por ejemplo, pasar la pelota por la espalda a modo de masaje. Al principio, es habitual que se empiece sin prestar atención a la respiración, a cómo se están apoyando los pies, si hay tensión en las rodillas, la columna, los hombros... En definitiva, sin conexión.

Por eso, antes de comenzar, suelo invitar a hacer unas respiraciones con los ojos cerrados. Un momento para preparar el cuerpo, tanto para dar como para recibir. Una vez que la persona que va a recibir avisa que está lista, es interesante que quien da el masaje se observe: cómo está su cuerpo mientras se dedica a cuidar el de la otra persona. Ahí es donde voy haciendo pequeñas preguntas para despertar esa conciencia: ¿Cómo está tu respiración? ¿Dónde sientes el movimiento al inspirar y espirar? ¿Y tu mandíbula? ¿Tus hombros? ¿Tus pies? ¿Tienes las rodillas flexibles o bloqueadas?

Tomar conciencia de lo que sucede en el propio cuerpo mientras se interactúa con otra persona es muy revelador. Nos aporta información sobre nosotras mismas y también sobre el otro. En el contexto terapéutico, este tipo de trabajo es especialmente valioso, pero también puede ser de gran ayuda en situaciones cotidianas y delicadas, permitiéndonos mantener el mayor bienestar posible mientras acompañamos.

EMPATÍA CORPORAL

Para poder empatizar corporalmente con alguien y ofrecer apoyo para sanar, lo primero que necesitas es una conexión sólida con tu propio cuerpo. Es decir, una conciencia corporal genuina, no superficial, sino profunda. Porque para sentir y reconocer la experiencia física y emocional de otra persona, primero necesitas entender y sentir la tuya propia.

Pero ¿qué es exactamente la empatía corporal?

La empatía corporal se desarrolla cuando reconoces al otro y conectas con sus sensaciones físicas y emocionales como si las vivieras tú mismo, pero sin perderte en ellas. Como ya hemos visto, es una forma de comprender al otro desde un lugar más intuitivo y cercano. Por ejemplo, haber practicado ballet y haberme sumergido en diferentes formas de danza como la africana, el flamenco, el claqué, el swing o la contemporánea, ha reforzado mi capacidad de conectar con el cuerpo del otro y especialmente cuando he trabajado con bailarines. Me sintonizo rápidamente con ellos/as y ellos/as conmigo, y eso facilita mucho el trabajo. De todas formas, los bailarines/as tienen un dominio profundo del cuerpo y es una experiencia muy enriquecedora, trabajar con ellos/as. Han recorrido un camino de conciencia corporal que permite una interacción mucho más creativa y fluida.

De hecho, la empatía corporal es fundamental en las artes del movimiento. En el teatro, los actores deben expresar emociones a través del cuerpo. Cuanto más conectados están con su corporalidad, más fácil les resulta transmitir emociones.

Esta conexión también es clave en terapias físicas y psicológicas. En realidad, un grupo de neurocientíficos descubrieron un tipo de neuronas especiales que llamaron **"neuronas espejo"** que se activan al observar a alguien. Estarían vinculadas al aprendizaje por imitación, en el lenguaje, comprender las intenciones del otro y en la **empatía**. Para el terapeuta en psicoterapia, fisioterapia o en el coaching, captar rápidamente las emociones y tensiones en el cuerpo de la otra persona permite una conexión mucho más profunda. Percibes mejor lo que está experimentando el paciente, y eso te permite acompañar de forma mucho más efectiva. Al igual que es un gran recurso para mejorar, "imitando" a personas que han conseguido lo que nos proponemos.

Desde pequeños, en la escuela y el instituto se da más importancia a los números y a las materias académicas que a las expresiones creativas como la pintura, el teatro, la música o la danza. Sin embargo, las artes tienen el poder de transformarnos física y energéticamente. Nos dan la capacidad de entender movimientos, posturas, emociones y de captar un lenguaje no verbal que va más allá del gesto.

Historia de P.S.

Uso mucho las preguntas sobre lo que se siente en el cuerpo para despertar la conciencia corporal, tanto en sesiones grupales como individuales. En algunas sesiones individuales de coaching, incorporo el trabajo de Conciencia Corporal (CC), lo que facilita la conexión con el cuerpo, y también con los objetivos y procesos mentales.

En una de esas sesiones, P.S. acudió porque no se sentía satisfecha con su situación actual, aunque tampoco tenía un objetivo mental definido. Gracias a la empatía corporal, percibí que estaba desconectada de su cuerpo. Le propuse tumbarse en el suelo, cerrar los ojos y conectar con su respiración. Al principio se mostraba tensa, distante, así que le pedí permiso para ayudarla a soltar un poco más. Aceptó, y empecé a mover su cuerpo con lentitud, prestando mucha atención y respeto.

P.S. dijo que se dio cuenta de algo que nunca había notado: le sorprendió lo desconectada que estaba de su cuerpo. Además, reconoció que hacía mucho tiempo que no experimentaba un contacto físico cargado de cariño y respeto hacia sí misma. Esa desconexión había estado nublando su claridad mental, y a partir de ese instante, fue como si se rompiera una barrera. Al reconectar con su cuerpo, empezó a ver con mayor claridad lo que realmente quería y necesitaba en su vida. Dijo que tenía la sensación de que su cuerpo ya sabía lo que necesitaba.

Es curioso cómo, muchas veces, el cuerpo contiene respuestas a las que la mente no puede acceder por sí sola. Integrar el trabajo corporal en el proceso de coaching no solo permite trabajar el plano mental, sino que facilita una conexión más profunda con las necesidades auténticas de la persona.

La CC no sirve únicamente para sentir el cuerpo; también es una herramienta poderosa para alcanzar claridad mental y emocional. Permite comprender mejor qué está ocurriendo en tu interior y en los demás.

BIORRETROALIMENTACIÓN O *BIOFEEDBACK*: CUERPO Y MENTE BUSCAN EL MISMO OBJETIVO

El término biofeedback hace referencia a aquellas técnicas que permiten visualizar lo que ocurre en el cuerpo, como la respiración o las contracciones musculares como la del suelo pélvico, mediante dispositivos tecnológicos que traducen esas reacciones fisiológicas en datos cuantificables, como gráficos, escalas o números. El objetivo es observar y tomar conciencia de estas respuestas en tiempo real para aprender a regularlas. Es muy habitual usarlo, por ejemplo, en el trabajo del periné, en casos de bruxismo (apretar los dientes de forma involuntaria), ansiedad o dolor crónico.

Esta percepción del biofeedback y representación mental es clave en la Conciencia Corporal (CC), aunque en este caso no se utilizan dispositivos externos, sino que es el propio cerebro el que detecta las reacciones del cuerpo. Como nuestro organismo está en constante búsqueda de coherencia y armonía entre los planos físico, mental, emocional y psicológico, para crear su esquema corporal cuanto más conectada/o estás con tus sensaciones corporales, más fácil es percibir las señales de incoherencia y responder a ellas de forma adecuada. Y, por supuesto, también para disfrutar más plenamente cuando hay equilibrio y coherencia en todo tu ser.

Seguramente ya has notado alguna vez que un alimento te sienta mal, o que la presencia de cierta persona te genera tensión... o cómo fluye la energía cuando estás enamorada/o. Cuando estamos conectadas/os a estas manifestaciones del cuerpo, él mismo se convierte en una guía que nos orienta hacia una vida más coherente, sin necesidad de tirar tanto de la fuerza de voluntad.

La respuesta está en "escuchar" tu cuerpo con atención y de forma consciente. Cuando lo haces desde el respeto, puedes identificar sus mensajes y dejarte orientar por ellos, en lugar de forzar un cambio solo desde la mente. Un buen ejemplo es el de la persona fumadora. He visto varios casos en los que, al sentir en profundidad lo que ocurre en su respiración y en sus pulmones al fumar, con el tiempo han dejado de desear seguir haciéndose daño. Dejar de fumar no fue tanto un acto de voluntad mental como una decisión tomada desde la atención y el cuidado hacia su propio cuerpo.

El verdadero reto está en mantener esta conexión en el día a día, fuera del espacio protegido de la clase o la sesión. **Es precisamente en lo cotidiano donde el trabajo de CC cobra su mayor relevancia, impactando de manera significativa en cómo habitamos la realidad.** Cultivar una actitud de escucha respetuosa hacia una/o misma/o aporta una nueva perspectiva de vida y ayuda a vivir de forma más coherente con nuestras necesidades físicas y emocionales. **De esa coherencia nace también el compromiso y la responsabilidad de cuidar nuestro propio bienestar.**

En el fondo, cuerpo y mente buscan lo mismo: bienestar y plenitud. Sin embargo, a menudo se contradicen. La mente tiende a dispersarse, anticiparse al futuro para evitar problemas, quedarse anclada en el pasado o distraerse con el dolor e incluso con el placer. ¿Cuántas noches has pasado con los ojos abiertos, pensando en mil cosas, mirando el móvil, viendo una serie o saliendo de fiesta, sin escuchar el cansancio de tu cuerpo? Y a la mañana siguiente, el cuerpo te lo recuerda con insistencia.

A través de la CC, se alcanza una mayor coherencia entre cuerpo y mente. **Esa conexión profunda permite que la mente cuide del cuerpo, y el cuerpo sostenga a la mente.** Juntos hacen equipo encontrando un equilibrio que se retroalimenta y se mantiene con el tiempo.

CÓMO NOS "HABLAMOS"

La forma en la que te hablas, tanto en la intimidad como en el ajetreo del día a día, es uno de los factores más poderosos que influyen en tu relación contigo mismo/a. Expertos como el Dr. Mario Alonso Puig, neurocirujano, o la Dra. Marian Rojas Estapé, psiquiatra, insisten con frecuencia en que el diálogo interno puede ser clave para tu salud mental y emocional. E incluso, me atrevería a decir, para tu salud física.

El trabajo de Conciencia Corporal parte precisamente de ahí: del respeto y el amor hacia nuestra esencia biológica, que puede convertirse en una guía hacia el bienestar. Ese respeto nos impulsa a alimentarnos mejor, a descansar lo necesario, a cuidarnos y ... a querernos. A través de ese diálogo interior tomamos conciencia de cuán cerca o lejos estamos de ese respeto.

Recuerdo perfectamente la primera vez que, en una situación inesperada que antes me habría hecho reproches internos (me quemé al coger una bandeja del horno), me hablé con el mismo amor y ternura con que lo haría a una niña pequeña: "Ten cuidado la próxima vez, cielo, quédate más atenta". Me emocioné. Fue un gesto espontáneo y revelador. Me di cuenta de que lo había conseguido. Tras años de práctica, había aprendido a tratarme con la misma amabilidad y afecto con la que ahora también me relaciono con los demás: desde una compasión auténtica y honesta.

Con la práctica, te vas liberando de juicios, rigideces o durezas, tanto hacia ti como hacia los demás. **Ese respeto hacia ti mismo transforma tu manera de estar en el mundo y, en consecuencia, la relación que estableces con las demás personas también cambia.**

Si te hablas con amor, te llenas de energía positiva. No hay que esperar a ser perfecto para amarse, sino aceptar el punto en que estás. Significa comprometerte contigo, buscando con firmeza tu mejor versión, pero haciéndolo con amabilidad.

Historia de N.

En una ocasión trabajé con N., que presentaba una tensión significativa en el suelo pélvico, algo mucho más común de lo que solemos pensar. A menudo se asocia el suelo pélvico con debilidad, pero en ciertos casos, más que debilidad, lo que existe es un exceso de tensión muscular, que puede generar una sensación constante de rigidez. Un músculo tenso, pierde capacidad contráctil y funcionalidad, además de posibles dolores que puede generar. Esta tensión puede ser tan sutil como cualquier otro tipo de desequilibrio en esta región anatómica del cuerpo y aun así afectar de forma notable a la calidad de vida.

Durante la sesión, comencé como siempre: pidiendo permiso antes de tocar a N. Puede parecer un detalle menor, pero es fundamental. Muchas veces, cuando pido ese permiso, las personas se sorprenden. Sin embargo, en cuanto cierran los ojos y se preguntan sinceramente si su cuerpo está receptivo, a veces descubren que no lo está.

Nos enfocamos en relajar la musculatura del suelo pélvico. Fue un proceso lento, respetuoso y muy consciente. Al principio, N. mostraba bastante tensión; notaba cómo su musculatura reaccionaba resistiéndose a cualquier intento de soltar. Pero, a medida que la sesión avanzaba, empezó a sentirse más cómoda y pudo percibir el cambio con claridad.

Al terminar, me dijo: "Nunca había experimentado algo así. Sentí un respeto profundo hacia mi cuerpo, especialmente hacia mi zona vaginal. Ahora sé que solo quiero ese tipo de contacto: desde el cariño y el respeto". Me contó que, durante la sesión, inició una conversación interna con esa parte de su cuerpo, diciéndole: "No te preocupes, a partir de ahora te cuidaré con el respeto que mereces".

Este cambio fue una transformación profunda. No se trató únicamente de un trabajo físico para relajar una zona concreta del cuerpo. Hubo también un cambio en la forma en la que N. se relacionaba consigo misma. Fue un momento de toma de conciencia, de respeto y de cuidado. Nunca antes había tratado esa zona con tanta delicadeza, y se dio cuenta de cuánto amor le hacía falta.

El ejemplo de N. nos muestra que la conciencia corporal no es solo una técnica o una práctica: es un verdadero despertar. Y como todo despertar, tiene el poder de dejar una huella profunda en todas las áreas de la vida.

Tengo una sugerencia para ti:.

Que te escribas una carta a tu yo del futuro. Sí, lo entendiste bien. Una carta escrita desde este presente, desde cómo te sientes hoy: ¿Cómo está tu cuerpo?, ¿Qué emociones te acompañan?, ¿qué partes necesitan más atención o amor?¿Qué te gustaría que fuera diferente?

Y luego, haz un pequeño salto en el tiempo. Imagínate dentro de 3, 6 o 9 meses. Visualiza una versión de ti misma más conectada, más libre, más en paz. ¿Qué ves? ¿Cómo te sientes? ¿Qué palabras te gustaría decirte desde ese futuro posible?

Escríbelo todo en esa carta. Será un regalo que te harás hoy, y que recibirás como una sorpresa cuando lo necesites.

Puedes escribir tu carta a través del siguiente enlace. Te aseguro que, cuando la recibas, te vas a emocionar. Porque a veces, escucharnos desde el pasado es justo lo que necesitamos para saber si estamos en el camino que queremos para nuestra vida.

https://esc.anea.me/cmb_60

Capítulo 10

CONSIDERACIONES

"Nuestros cuerpos son templos sagrados que merecen ser honrados y cuidados".

Peter Levine

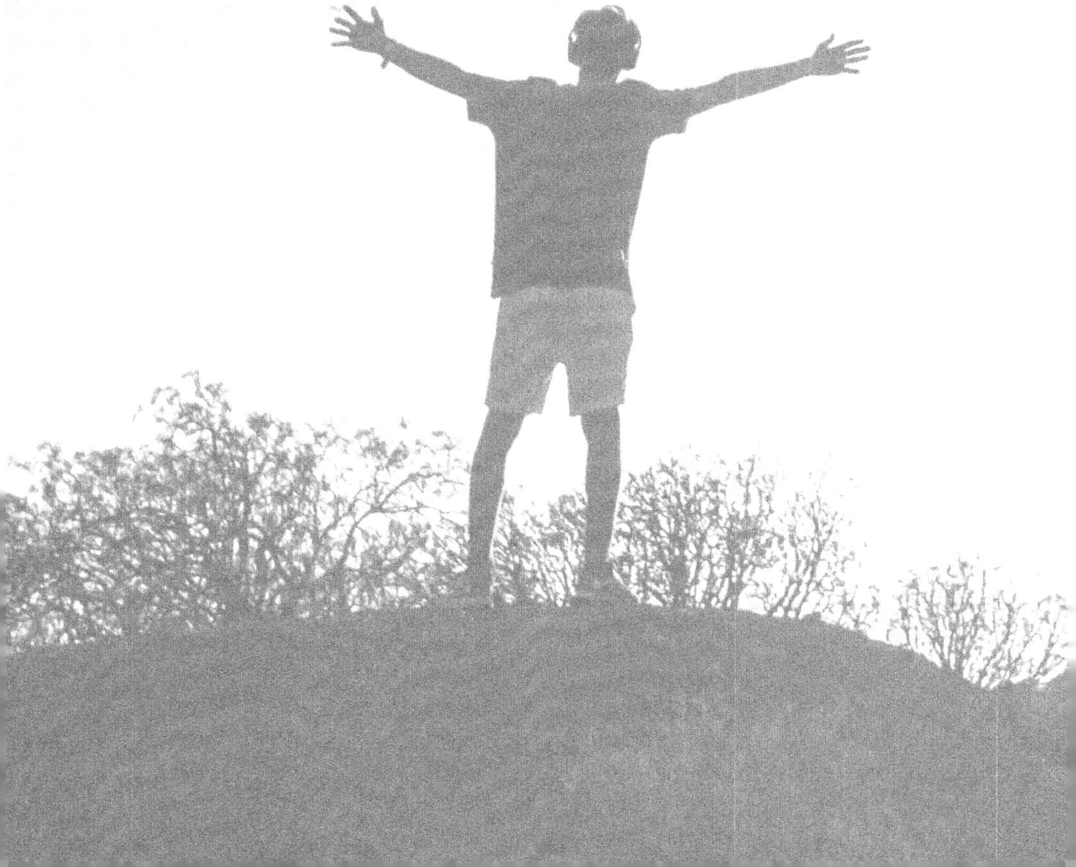

Nos acercamos al final del recorrido de este libro...

Ojalá te inspire a explorar la conciencia corporal, porque tiene el poder de conectarte más allá de lo físico. Puede abarcar toda la magnitud de lo que somos. Sin embargo, en este libro he querido centrarme en lo más básico: nuestra anatomía.

Nacemos con la capacidad de ser conscientes de nuestro cuerpo. Empezamos desde bebés, descubriendo la mano, la boca... y esa "aventura" puede ampliarse durante toda la vida. Te recomiendo los libros de Aloka Martí junto a Joan Sala, donde comparten su experiencia en la escuela de Auroville (India), trabajando con niños para **despertar la conciencia a través del cuerpo en la infancia**. También tienen otro libro orientado a adultos, igualmente valioso.

Si hay un problema físico, es necesaria la ayuda de un profesional especializado en salud física. Y si se trata de un problema de salud mental, requiere el acompañamiento de un profesional de la psicología o la psiquiatría. La conciencia corporal puede ser un complemento que enriquece y potencia el trabajo de estos profesionales para mejorar el bienestar de los pacientes.

Aunque la conciencia corporal puede tener efectos terapéuticos, no es una terapia en sí misma. **Se puede considerar una herramienta de prevención de la salud o una vía para desplegar el potencial humano.** A través de ella aprendemos a tratar al cuerpo con una atención más profunda, más auténtica. Esa conexión nos ayuda a estar más presentes en la vida que vivimos. Cada cuerpo tiene su historia, y cada proceso es único. Aprender a respetar el ritmo de tu evolución es, también, un gesto de amor hacia ti.

Muchas personas se acercan a la conciencia corporal con el deseo de mejorar su bienestar, pero también llegan otras movidas por el dolor. Aun así, desde el enfoque que propongo, siempre buscaremos la manera de conectar con el cuerpo desde la curiosidad, el respeto y el bienestar, incluso en los momentos más difíciles. **Saber lo que se hace alivia, tranquiliza y fortalece.**

EL DOLOR

Como, en principio, nadie quiere vivir con dolor, me gustaría dedicarle un espacio a este tema.

Existen dolores evidentes, físicos, localizados: una contractura, un traumatismo, el neurológico... También hay dolores más complejos y difíciles de ubicar, o el dolor emocional, silencioso. **El dolor es la señal que el cuerpo envía cuando algo no está en armonía.** No es un enemigo, aunque resulte incómodo. Es una llamada, una alerta que nos invita o obliga a parar, mirar hacia dentro y preguntarnos: ¿Qué necesito?

No todas las personas viven el dolor de la misma manera. De hecho, es una experiencia profundamente subjetiva. Aunque dos cuerpos presenten la misma lesión desde el punto de vista físico, su vivencia puede ser completamente distinta. Esa diferencia está influida por la cultura, la educación, el entorno y las creencias. **El**

dolor es complejo porque tiene una dimensión biopsicosocial: intervienen factores biológicos, psicológicos y sociales.

Por ejemplo, una lesión como un latigazo cervical puede experimentarse con sufrimiento o con euforia, según el contexto. Si alguien tiene un accidente de coche, aunque sea leve, puede sentir un dolor intenso. Sin embargo, en un rodeo, donde estos latigazos son habituales mientras el jinete intenta no caer, ese mismo dolor se vive como símbolo de orgullo, resistencia, masculinidad... Especialmente si ganan, el dolor pasa a un segundo plano o incluso se minimiza por la euforia.

El umbral del dolor varía según la persona y la cultura. Incluso dentro de una misma familia, pueden existir "etiquetas": el hijo quejica o débil, o el que nunca se hace daño. **Hay familias donde sentir dolor está normalizado, mientras que en otras apenas hay espacio para ello.** En algunas, predomina el humor y la alegría; en otras, no se permite mostrarse "débil", ni sufrir, ni quejarse. Padres o madres que sobreprotegen ante una caída pueden provocar que el hijo o la hija perciba la situación como más grave de lo que realmente es. O, al contrario, niños y niñas que han tenido que "endurecerse" por pura supervivencia. Lo que aprendemos sobre el dolor en la infancia también moldea nuestra relación con él a lo largo de la vida.

A veces, ni siquiera sabemos distinguir si nos duele el cuerpo o el alma. Y aquí es donde la conciencia corporal nos ayuda a afinar la escucha, a diferenciar, a no dramatizar ni minimizar, sino a sentir con claridad y compasión. El objetivo no es aguantar, sino poder sostenerse de forma saludable.

Cuando trabajo con personas que llegan con dolor, lo primero que hago es crear un espacio seguro en el que puedan identificar qué tipo de dolor están sintiendo. ¿Es físico? ¿Emocional? ¿Una mezcla de ambos? ¿Cómo lo describen? ¿Cómo lo viven? A veces, solo con ese gesto —parar, reconocer, escuchar— ya empieza a producirse un cambio.

En el caso de un dolor físico, es importante comprender su origen. ¿El daño está en el tendón, en el músculo, en la cápsula, en un ligamento, en el hueso...? Conocer esta información ayuda a perder el miedo y a entender el sentido de cada gesto encaminado a aliviar el dolor. **La información empodera, ofrece un punto de apoyo para responsabilizarse y aprender a gestionarlo desde el propio cuerpo.** El acompañamiento y el contacto cálido y respetuoso permiten reconstruir la relación con ese dolor. Y la respiración consciente, además, tiene un efecto analgésico.

Cuando el dolor es emocional y se desborda, o cuando el sufrimiento afecta a la vida cotidiana, siempre recomiendo recurrir al acompañamiento psicológico. El cuerpo puede ser un punto de partida para empezar a sanar, pero a veces no es suficiente.

Historia de T.

Recuerdo a T. con especial cariño. Llegó con un dolor en el hombro que, más allá del diagnóstico médico, describía como algo "difuso", difícil de localizar. No sabía exactamente dónde empezaba ni hasta dónde llegaba. Y eso, para quien convive con una molestia constante, puede resultar desesperante. Cuando el dolor no tiene nombre ni forma, también cuesta atenderlo y comprenderlo.

Lo interesante fue cómo, poco a poco, a través del trabajo corporal, ese dolor fue tomando forma. A medida que afinaba la escucha —mediante micromovimientos, pausas y respiración consciente—, ella empezó a localizarlo con más claridad.

Trabajamos intensamente con la respiración para gestionar ese dolor. Cuando hay una patología física, como en su caso, es esencial saber con precisión qué está ocurriendo a nivel estructural, articular o muscular. Para eso utilizamos moldes anatómicos, que le ayudaron a comprender mejor el funcionamiento del cuerpo. **No basta con respirar profundamente: hace falta entender.** Por eso este proceso es, también, un camino de conocimiento.

Fue muy bonito verla descubrir esa capacidad en sí misma. Cómo iba ganando confianza en su cuerpo, en su percepción y en su propio criterio. Dejó de temer al dolor y comenzó a reconocerlo, a gestionarlo. Con el tiempo, aprendió a ajustar el movimiento, a saber qué estaba experimentando, cómo recuperarse, protegerse y fortalecerse.

No fue algo inmediato. Hicieron falta varias sesiones. Pero una vez comprendió su dolor, pudo transformarlo, asumiendo la responsabilidad y el compromiso de cuidarse a sí misma.

TU RESPONSABILIDAD

Con la conciencia corporal no hay alguien que te "arregle" desde fuera ni que te dirija. Lo que hay es un acompañamiento respetuoso, mientras cada persona da sus propios pasos. La calidad del cambio está en tus manos. Nadie puede recorrer el camino por ti. Es tu proceso.

Quien acompaña ofrece herramientas, conocimientos, ejercicios y propuestas. Sugiere, anima, invita, ayuda con sus manos... Pero es fundamental que exista un interés real por estar bien y una voluntad de asumir la responsabilidad que corresponde.

Es como si te dieran un mapa y una brújula para llegar al lugar que deseas. Incluso puedes recibir algunas indicaciones sobre la geografía o el clima. **Pero quien tiene que recorrer el camino eres tú.** Al principio, asumir esta responsabilidad puede generar algo de vértigo. Yo lo veo como una inversión en ti mismo/a. A medida que se avanza en la CC y vas conociendo tu cuerpo, adquieres bienestar. Se convierte en algo profundamente liberador: ya no dependes de nadie para estar bien contigo. No necesitas que alguien lo "solucione" por ti ni que te diga por dónde empezar. Puedes empezar a cuidarte ahora mismo. Puedes decidir no abandonarte nunca.

Mi objetivo es que tengas tus propias herramientas, que aprendas a trabajar de manera autónoma y puedas integrarlas en tu día a día. Que traces tu propio camino hacia el bienestar. Puede ser un camino en solitario o compartido. Las sesiones en grupo pueden ser una experiencia compartida que transmite energía positiva para todo el día.

Lo más importante es que te impliques con tu cuerpo: escucha lo que necesita y actúa en consecuencia. **Es tu elección, y también tu poder.**

Historia de G.

La historia de G. es especialmente ilustrativa, porque había asumido con total responsabilidad la mejora de su suelo pélvico. Cuando vino a mi consulta, ya llevaba un largo recorrido trabajando su periné. Era constante y disciplinada, había recibido buenas indicaciones, y los ejercicios que hacía eran adecuados. Sin embargo, no terminaba de encontrarse bien.

El problema no estaba en lo que hacía, sino en cómo lo hacía. Lo ejecutaba todo de forma mecánica, con el control puesto en la mente, pero sin conectar con las sensaciones, sin atender a las reacciones de su cuerpo, sin respirar con conciencia.

Y ahí estaba la clave.

Lo que cambió en G. no fue el tipo de ejercicio, sino su manera de hacerlos. El momento en que dejó de limitarse a cumplir con una rutina y empezó a sentir su cuerpo, a conectar con las sensaciones mientras lo movía... fue un punto de inflexión. Nunca antes había practicado con los ojos cerrados, y al hacerlo se le abrió "otro mundo". Fue como iniciar un viaje hacia un territorio desconocido hasta entonces.

Ese cambio fue muy profundo, especialmente porque estaba trabajando una zona tan íntima como el suelo pélvico. Una zona vinculada al placer, al vínculo, a la identidad corporal, al género, a la forma en que una/o se trata y se relaciona consigo misma/o y con los demás.

G. se dio cuenta de que no bastaba con hacer los ejercicios. Que no era cuestión de repetir una serie, de contraer y soltar "porque toca". Descubrió que, si no había conexión ni presencia, no llegaba al fondo de su problema. Le propuse mirar esta parte del cuerpo con un espejo (para las mujeres es la única forma de ver nuestros genitales) en su casa, en la intimidad y tranquilidad pues reconocer con la vista es una ayuda importante para integrar la imagen, para reconocerla: su color, su forma, su textura, su movimiento... y para tocarla con respeto.

Así empezó a conectar. A habitar esa zona y a tratarla con una atención y una delicadeza que hasta entonces no conocía.

La responsabilidad mecánica de cumplir con los ejercicios quedó atrás, y surgió algo mucho más profundo: una conexión real. De ella nació una nueva forma de responsabilidad, la que brota del sentir, del conocimiento propio. Esa que **da ganas de cuidarse, de escucharse, de moverse desde el respeto y el amor propio.**

TU RITMO PERSONAL. LOS MICRO Y MACRO MOVIMIENTOS

Hay algo que he aprendido con los años: **la importancia de respetar el ritmo de cada persona.** Respetarlo y honrarlo es esencial para alcanzar el bienestar, y esto se refleja en la manera en que una persona trata su cuerpo, en cómo transita por la vida.

La sociedad nos marca un ritmo con su propia lógica —aunque, en la nuestra, quizá vamos demasiado acelerados— para que todo funcione. Pero luego está el ritmo que tú necesitas para estar conectada o conectado con tu cuerpo, para tu bienestar. Cada persona tiene su ritmo. No vas más lento ni más rápido: vas a tu tiempo. Y ese tiempo es válido, siempre que lo vivas con presencia y honestidad.

Por eso, cuando trabajo con grupos, no doy órdenes ni pautas cerradas. Propongo, sugiero, invito... **Desde un espacio de escucha y libertad, para que cada quien explore a su manera, a su tiempo.** No se trata de seguir una coreografía, sino de conectar con una necesidad real y auténtica.

Me emociona ver cómo eso se refleja, por ejemplo, cuando propongo despedirse del suelo antes de levantarse, preparar el cuerpo antes de ponerse en pie. Aprovechar todo el recorrido del suelo a la vertical para cuidarse, para sentir qué pide el cuerpo y permitírselo. Hay quien se queda ahí, en una calma que se nota que está disfrutando de verdad. Tal vez no está acostumbrada o acostumbrado, y quiere saborearlo un poco más. Otras personas, más inquietas por naturaleza, ya están en movimiento. Todo está bien. Nadie fuerza, nadie corrige. Cada cual a su ritmo. Ese espacio de libertad, de no tener que responder a una exigencia externa, se agradece profundamente.

Desde fuera podría parecer que no hay orden en la sala, pero en realidad cada persona se siente respetada en su propio ritmo. Podríamos pensar que en contextos donde el tiempo está cronometrado —como en el ámbito hospitalario— eso no es posible. Pero yo también he trabajado en ese entorno durante años, y para mí, permitir el ritmo del paciente era una inversión enorme. Parar al principio para preguntar de verdad cómo está la persona, cómo se ha sentido, qué ha notado después de conectar con su respiración. **Cuando un paciente percibe que su sentir importa, que se respeta su ritmo, entonces se implica.** Asume la responsabilidad.Y el proceso avanza con mucha más profundidad y eficacia.

Si además comprende lo que sucede —por ejemplo, que una pequeña pieza del pie, aparentemente insignificante, tiene un impacto enorme en la postura, en la forma de caminar, incluso en el estado de ánimo—, entonces algo se enciende. Es un clic, una comprensión que lo cambia todo.

En el trabajo de conciencia corporal, es fundamental percibir la interconexión de todo el cuerpo. Lo micro afecta a lo macro, y viceversa. Por dentro y por fuera. Un pequeño movimiento o una contracción apenas visible puede resonar en todo el cuerpo. De la misma manera, descubrir que el trabajo en un detalle concreto se relaciona con todo lo demás puede transformar la forma en que nos tratamos y nos relacionamos. A nivel físico, mental y emocional.

Es maravilloso ver a personas que, al principio, están completamente desconectadas de su cuerpo, y lentamente se van encontrando. Llegan a disfrutar de rincones de sí mismos como si los acabaran de descubrir.

Historia de P.

A veces, un simple problema físico esconde todo un universo para explorar.

Pienso, por ejemplo, en la historia de P. Esta persona tenía un pie plano, con el arco plantar colapsado. Su pie no podía amortiguar el impacto al andar o correr, lo que acababa afectando a todas las articulaciones del cuerpo. Podríamos haber abordado su situación desde un enfoque puramente mecánico: fortalecer, corregir la postura y poco más. Habría sido una opción válida. Pero antes de eso, me senté con él a explicarle lo que ocurría en su pie, utilizando un esqueleto de plástico. Le mostré su base de sustentación y cómo esa alteración afectaba a la biomecánica del cuerpo, incluso al sistema perceptivo-sensorio-motriz.

Entonces, fue él quien comentó que aquello no le parecía solo una cuestión de equilibrio físico, sino también de cómo nos posicionamos frente a la vida. Tenía ganas de experimentar nuevas sensaciones...

Así empezamos a trabajar con el movimiento. Un movimiento pequeñísimo, un ajuste casi imperceptible en el arco plantar. Pero fue como si algo hiciera clic a un nivel profundo. Mientras realizaba ese micromovimiento, yo le iba guiando con preguntas para que pusiera atención en otras partes del cuerpo: qué cambios percibía en la respiración, en la pelvis, en la columna, las cervicales, la mandíbula, la cabeza... Eso le permitió sentir cómo todo su cuerpo respondía. El cuerpo se reorganiza desde la base y su estructura más profunda, teniendo en cuenta el centro de gravedad. Y, con él, también se reajusta lo que sentimos. La postura cambia la emoción, igual que la emoción transforma la postura.

La parte didáctica es fundamental. **Comprender qué ocurre en la propia anatomía y cómo se relaciona con el**

resto del cuerpo ayuda a interiorizar, a implicarse más, a practicar con un propósito. La persona necesita entenderlo y sentirlo; que tenga sentido en su cuerpo y en su mente.

El arte de acompañar implica estar presente y captar el enfoque que necesita cada persona, no solo desde lo físico, sino también desde cómo es. En el caso de P., le apasiona la música clásica, así que puse música como incentivo para generar movimientos que conectaran desde el pie hasta la cabeza. Lo disfrutó muchísimo, especialmente porque hacía tiempo que no sentía esa libertad de movimiento. Su trabajo de oficina lo tenía muchas horas sentado.

Lo vi tan animado a explorar las posibilidades de su cuerpo que le propuse hacer una sesión en la naturaleza, con los pies descalzos. La experiencia de caminar descalzo sobre una superficie blanda y heterogénea provocó una activación muscular natural del pie y una tonificación general, además de todos los beneficios que aporta el contacto con la naturaleza.

¡Estaba encantado!

HABITAR TU PROPIO CUERPO

¿Qué significa para ti habitar tu cuerpo?

Es una de esas preguntas que parecen sencillas, pero que pueden tener respuestas complejas. **No siempre estamos presentes, plenamente conscientes de la vida que vivimos.**

Muchas veces funcionamos en modo automático. Y es cierto que automatizar nos ayuda a ahorrar energía: por ejemplo, cuando ya somos conductores experimentados, los movimientos al volante se realizan de forma automática, gracias a la memoria corporal. Pero **saber gestionar cuándo conviene estar en modo automático y cuándo estar en plena conciencia es todo un arte**. El arte de vivir. Porque, después de todo, nuestro cuerpo es nuestro hogar. Es el lugar donde ocurre todo: lo que piensas, lo que sientes, lo que callas, lo que sufres, lo que sueñas, lo que te hace feliz. Tu vida.

¿Cómo te sientes en este momento? ¿Cómo está tu respiración?

Habitar el cuerpo es darte cuenta de que estás vivo ahora, en este instante preciso, mientras lees estas líneas. Es sentir tu respiración, notar el peso de tu cuerpo sobre el soporte, el latido de tu corazón, el placer de ver y leer, agradecer... Habitarte es estar presente, de verdad. E implica escucharte sin juzgarte. Reconocer cuándo estás bien, y también cuándo no lo estás. Asumir la responsabilidad que te corresponde. Darte permiso para descansar cuando lo necesitas, para decir que no sin culpa. Cuidar tus límites. Saber cuándo parar, aceptar o actuar. Tan solo tienes que escucharlo, porque **tu cuerpo lo sabe antes que tu mente.**

Uno de los aprendizajes más grandes en este camino es comprender y sobre todo, **sentir que el cuerpo no sólo refleja nuestras emociones y pensamientos cotidianos, sino que también es el lugar donde vivimos nuestra vida.** No se trata de cambiar tu cuerpo, ni siquiera de cambiar los ejercicios que te gustan. Se trata de volver a él, sentirlo y reconocerlo, para que vuelva a ser un lugar seguro. Un lugar de fuerza, de paz, digno de respeto, de cuidado y de amor. Desde ahí, la energía fluye. **No es lo que haces, sino cómo lo haces.**

Quisiera compartirte una reflexión que me venía a lo largo de este libro: si los seres humanos nos relacionáramos desde esta conciencia corporal, que nos conecta con el amor propio y el respeto hacia los demás, seguramente habría más armonía en el mundo.

Testimonio de M.

Conciencia Corporal. No encuentro mejor denominación a esta práctica que esta; mediante el movimiento consciente, guiado y cuidado, he descubierto un mundo inmenso de conexión conmigo misma.

Lo que durante años ha sido sordo a mi escucha interna, ha ido resonando en tonadas claras, a veces no tan melódicas como me gustaría (haciendo referencia a los momentos en que contacto con algún dolor que me permite poner atención a alguna lesión o endurecimiento antes ignorado), pero con una riqueza de descubrimiento sobre mí y mi forma de andar por la vida.

Y, al final, es una sinfonía que me hace bailar y estar de una manera muy auténtica en cada momento, y se convierte en la mejor melodía, la mía.

Un aspecto más que se suma a esta fortuna, ha sido el de la memoria celular. He de decir que llevo poco tiempo en esta práctica o romance con mi ser a través de mi cuerpo (no más de 3 meses), pero las sorpresas no se han hecho rogar, y en algunas ocasiones, al llegar a un momento de reposo, las sensaciones anteriormente experimentadas en clase han llegado a hacerse presentes, muy vívidamente, permitiéndome una expansión y un contacto profundo y pleno con lo que mi cuerpo me hace saber que ese momento necesita de mí.

La suma y conclusión hasta ahora es, la de mucha libertad y espacio dentro de mí y a mi alrededor, una suavidad en mi recorrido por el mundo y un vínculo íntimo con la vida.

Me siento profundamente agradecida con Mimi (Colette), el compromiso que muestra en cada clase y el amor y respeto con los que acompaña a cada uno de los seres humanos que practicamos la Conciencia Corporal con ella.

Espero que este libro te sirva para preguntarte cómo vives en tu cuerpo, cómo haces tus ejercicios, actividades o de cómo te relacionas contigo misma/o y con tu entorno. Las propuestas de ejercicios que hago aquí son sencillas, pero lo que marca la diferencia es el **"como"** . Por ello, los videos que encontrarás, los hice pensando para que puedas ponerlos mientras haces la práctica y te orienten en la respiración y toma de conciencia de las diferentes partes del cuerpo.

Una contracción muscular, puede provocar un movimiento articular pero c**uando pones conciencia corporal, este gesto deja una huella neurológica más profunda, diría incluso energética.**

Te deseo mucha conciencia y conexión con tu cuerpo, con tu vida, con la vida.

¿Qué necesita tu cuerpo hoy?

Lo verdaderamente transformador es cómo te relacionas contigo.

Recuerda: **no es el qué, sino el cómo.**

Si deseas seguir este camino de forma más personal, compartir lo que has experimentado al leer este libro o iniciar un proceso de acompañamiento conmigo, estaré feliz de recibirte:

https://esc.anea.me/cmb_70

Gracias por estar.

Gracias por escuchar.

Y gracias por elegir este libro.

Colette Martí Balland

CONTENIDO ADICIONAL

Este libro es solo el comienzo.

Si quieres seguir profundizando en los temas tratados te invito a acceder a otros recursos de **contenido adicional** a través del siguiente enlace:

https://esc.anea.me/cmb_80

¡Si quieres, seguimos en contacto!

BIBLIOGRAFÍA

Blandine Calais-Germain (2006) La respiración. Liebre de Marzo.

Elfriede Hengstenberg (1994). Desplegándose. Los libros de la liebre de marzo.

Eckhart Tolle (2003). El silencio habla. Gaia ediciones.

Charles V.W. Brooks(1992). Conciencia sensorial. Ediciones obelisco.

Blandine Calais-Germain(1988). Anatomia para el movimiento. Impressions Dumas.

Blandine Calais-Germain(1998). El periné fememnino y el parto. Los libros de la liebre de marzo.

Blandine Calais-Germain y Nuria Vives Parés(2009). Parir en movimiento. La liebre de marzo.

Balndine Calais-Germain y André Lamotte(1991). Anatomia para el movimiento tomo 2. Los libros de la liebre de marzo.

Blandine Calais-Germain (2010). Abdominales sin riesgo. Editorial la liebre de marzo.

Blandine Calais-Germain (2024). La rodilla, anatomía para el yoga. Editorial Kairós.

Blandine Calais-Germain (2018). Anatomía para el yoga. Editorial la liebre de marzo.

Blandine Calais-Germain (2016). Anatomía para la voz. Editorial la liebre de marzo.

Patrick Germain (1989). Économie du geste. Impressions Dumas.

Aloka Martí y Joan Sala (2023). Despertar la consciència a través del cos a la infància. Pagès editors.

William C. Littlewood y Mary Alice Roche(2017). Despertando. La liebre de marzo.

Enric Marés(2009). Estiramientos. Editorial Hispano Europea.
Enric Marés (2016). Gimnasia Consciente. Editorial Hispano Europea.
Aloka Martí y Joan Sala (2011). Despertar la conciencia a través del cuerpo. Editorial Milenio.
Nazareth Castellanos(2022). Neurociencia del cuerpo. Editorial Kaidós.
Nazareth Castellanos (2023). El espejo del cerbro. La huerta grande.
Gerda Alexander (1998). La eutonia. Editorial Paidós.
Thérèse Bertherat y Carol Bernstein(1992). El cuerpo tiene sus razones. Editorial Paidós.
Thérèse Bertherat (2022). Las estaciones del cuerpo. Ediciones Paidós.
Thérèse Bertherat y Carol Bernstein (1988). Correo del cuerpo. Editorial Paidós.
Mario Alonso Puig (2023). El camino del despertar. Editorial Espasa.
Mario Alonso Puig (2010). Tómate un respiro. Mindfullness. Editorial Espasa.
Mario Alonso Puig (2025). Resetea tu mente. Editorial Espasa infantil.
Mario Alonso Puig (2007).Vivir es un asunto urgente. Editorial Aguilar.
Mario Alonso Puig (2025). Tus tres superpoderes. Editorial Espasa infantil.
Mario Alonso Puig (2019). 365 ideas para una vida plena. Editorial Espasa.
Mario Alonso Puig (2011). Ahora yo. Plataforma Editorial.
Mario Alonso Puig (2012). Madera de líder. Editorial Empres Activa.

WEBGRAFÍA

https://www.lavanguardia.com/magazine/bienestar/20250423/10609329/sol-torre-experta-respiracion-funcional-respiras-mal-esta-condicionando-cara-descanso-ansiedad-felicidad-cambiarlo-gratis-nadie-gvm.html

https://www.lavanguardia.com/cribeo/viral/20250408/10563615/ana-ibanez-neurocientifica-controlar-mente-cuerpo-regular-energia-mental-fisica-mmn.html

https://www.telva.com/bienestar/psicologia/2025/01/10/6780ef8301a2f1250b8b457b.html

https://www.lavanguardia.com/lacontra/20160829/404247539284/el-cuerpo-sabe.html

https://www.cuerpomente.com/descubrir/nazareth-castellanos-neurocientifica-tumbado-se-amplifican-tus-problemas-cuando-estas-encorvado-se-activa-tristeza_13974

https://www.cuerpomente.com/psicologia/nazareth-castellanos-neurocientifica-somo-holobiontes-maravillosos-nos-influye-intestino-hasta-luna-y-ahora-se-sabe-que-hay-inmensa-sincronizacion-entre-seres_15018#google_vignette

https://www.cuerpomente.com/psicologia/pranayama-tecnica-facil-respiracion-que-aconseja-nazareth-castellanos-neurocientifica-para-equilibrar-cerebro-calmar-nervios-gestionar-mejor-emociones_15352

Aquí puedes descargar el Audiolibro,
leído por la autora totalmente gratis

https://esc.anea.me/cmb_audiolibro

SOBRE LA AUTORA

Colette Martí Balland es fisioterapeuta, coach y una incansable buscadora del bienestar en su sentido más amplio. Su recorrido profesional y vital están profundamente entrelazados, pues ha convertido su propio camino de superación personal en la base de su labor terapéutica y formativa.

Desde muy joven, Colette vivió en carne propia los desafíos de la salud corporal. A los once años comenzó a sufrir fuertes dolores lumbares derivados de una escoliosis lumbar de 28 grados. Lejos de resignarse, emprendió un proceso de transformación que la llevó, más tarde, a vivir sin dolor, con mayor flexibilidad y disfrutando plenamente de su cuerpo. Su compromiso fue tal que, incluso enyesada, seguía practicando baloncesto. A lo largo de su vida ha explorado múltiples disciplinas corporales como kárate, esquí, natación, vela, equitación, danza, atletismo, pilates, tai chi y yoga. Esta diversidad de experiencias le ha proporcionado una visión amplia y enriquecedora de la salud y el movimiento.

Criada en un entorno que valoraba profundamente el contacto con la naturaleza, la autosuficiencia y la mejora personal, Colette ha integrado estos valores en su vida y en su manera de acompañar a otros. Considera la salud no solo como la ausencia de enfermedad, sino como un estado de equilibrio físico, emocional, social y medioambiental.

En cuanto a su formación académica, es fisioterapeuta titulada y coach certificada. Se ha especializado en Anatomía para el Movimiento con Blandine Calais-Germain y en Sensibilización

Corporal con Núria Vives Parés. Ha complementado su trayectoria con estudios de masaje acuático (watsu), osteopatía craneosacral, cuidado del suelo pélvico, Programación Neurolingüística (PNL), liderazgo personal y de equipos. Actualmente se encuentra en proceso de finalizar el grado en Psicología, ampliando aún más su enfoque integrador.

Su experiencia profesional abarca tres décadas en diversos contextos: en hospitales, centros educativos, atención domiciliaria, dentro del agua en piscinas o el mar y salidas de mindfulness en la naturaleza. Actualmente imparte clases de Salud y Conciencia Corporal en el Conservatorio de Música y el Centro de l'Eix, de Palafrugell. Hace terapia acuática en el ecohotel Can Mascort, también de Palafrugell y salidas a la naturaleza.

Desde 2018 también ejerce como coach, acompañando a personas en procesos de desarrollo personal y transformación profunda. A lo largo de su vida, ha sabido combinar el rigor técnico con la sensibilidad humana, y su deseo de compartir lo aprendido la ha llevado a escribir, enseñar y sanar con el cuerpo como herramienta y con la vida como maestra.

Puedes encontrar más información sobre la actividad profesional de la autora Colette Martí en:

https://www.colettefisiocoach.com/

colettemimi@yahoo.es

https://www.instagram.com/colettemimi22/

www.linkedin.com/in/colette-martí-balland-a5984029

https://www.facebook.com/colette.balland/

Has llegado al final de este viaje… pero en realidad es solo el comienzo de una forma distinta de cuidarte; de amarte.

Lo que descubriste en estas páginas no termina aquí: ahora está en tus manos, en tu respiración, en tu manera de moverte y de mirarte con más presencia.

Y para mí sería un regalo inmenso saber qué significó este recorrido en tu vida. **Cada reseña que me dejas la leo con gratitud y emoción**, porque me ayudan a seguir creciendo, a acompañarte mejor y, sobre todo, puede ser **muy importante para otras personas** que aún no saben si dar este paso.

Si aún no lo has hecho, te invito con todo mi corazón a dejar tu reseña en el siguiente enlace:

https://esc.anea.me/cmb_100

Con tus palabras me ayudas a difundir este mensaje y a que más personas descubran la fuerza y la serenidad que también habita en ellas.

¡Muchas gracias!

Made in United States
Orlando, FL
04 November 2026

90202174R00148